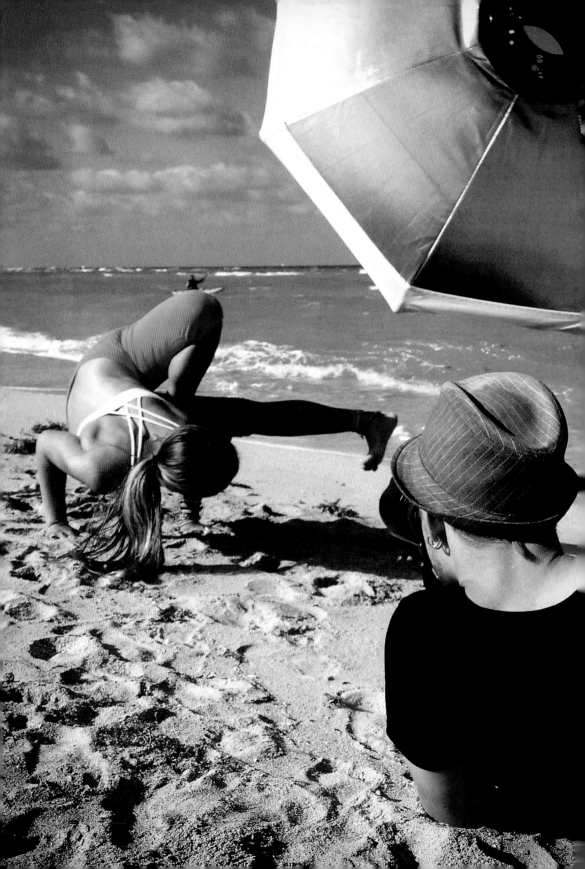

瑜伽
陪你
越变越好

[瑞典] 瑞秋·布拉森 —— 著

张怡沁 —————— 译

Yoga Girl

北京联合出版公司
Beijing United Publishing Co.,Ltd.

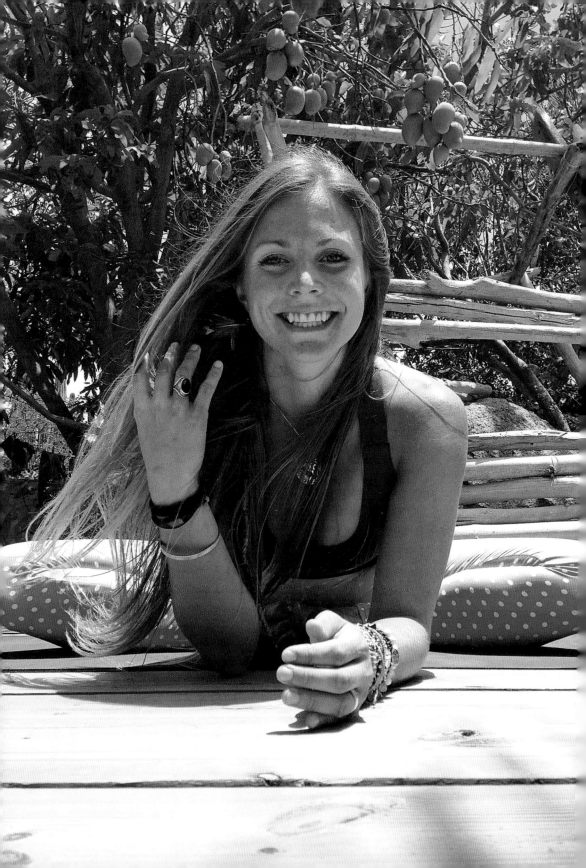

本书献给
每位曾站上瑜伽垫以及未曾尝试过瑜伽的人，
还有打开这本书的你。

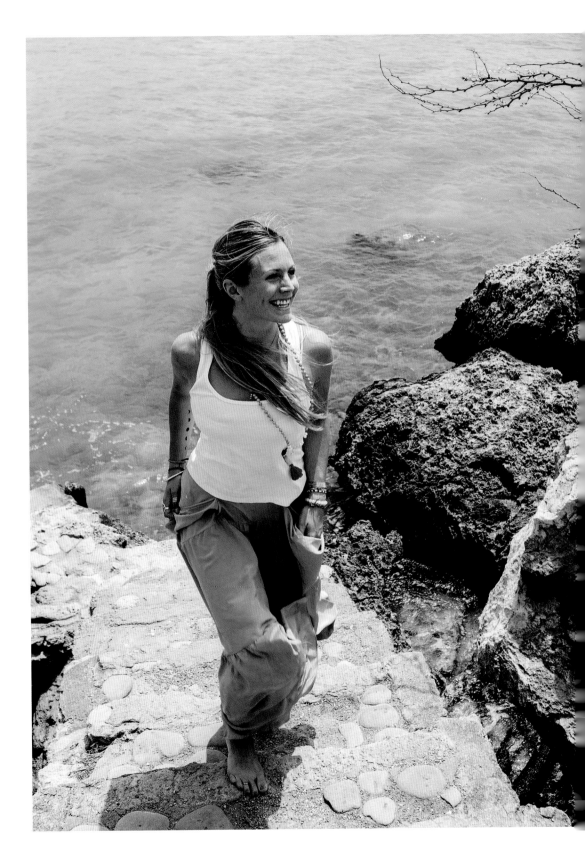

目录

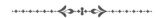

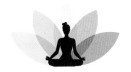

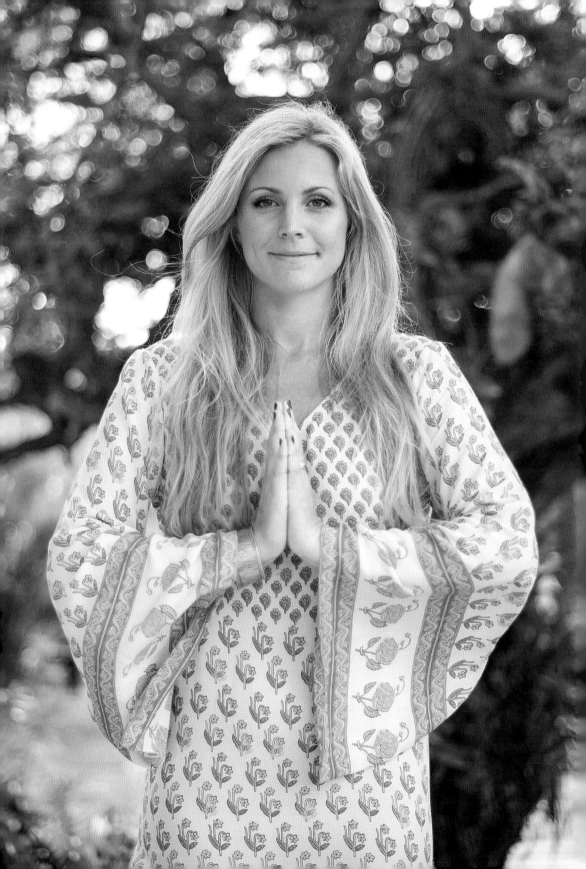

前　言

　　欢迎来到瑜伽练习者的生活！瑜伽是一项适合每个人的运动，在此我将分享一个天大的秘诀：如何借由瑜伽在生活中取得成功与平衡。

　　这个秘诀就是，没有秘诀。完美的人生没有秘诀。在快节奏的现代社会里，我们总是不由自主地寻找"特效药"，或是"下一个大趋势"，以为只要追随这些每隔几周就会出现且风靡全球的养生新趋势或健康饮食疗法，便能安心点。但我想提出的健康观念并不是最新的减重技巧，也不是倡导今年的热门议题是减少摄取碳水化合物还是从根本上戒掉碳水化合物。总之，我不打算讨论今早报纸头条讲的是什么健康趋势。我并非要你改变生活而让自己更好，我要告诉你的是，你当下的生活已经足够好了。

　　出乎意料吧？我知道。尽管现在已经进入 21 世纪，又过了十八年，用比过去多得多的方式通过虚拟世界连接彼此，但是我们对待彼此的方式——**更重要的是对待自己的方式**——存在根本性的错误。我们不够爱自己。为了改变自己的身体、健康、关系、工作，我们不停地钻牛角尖，以为这样就能感到完整，得到快乐。但是我们的步调越快，就越容易失去平衡。我们都在寻求平衡，却发现平衡并不依赖于最新的健康趋势。平衡源自放慢脚步，做深呼吸，了解你的身体并知道它需要的是什么。平衡源自接受你自己，爱上自己的每一步。

　　对我而言，瑜伽是一条成就自我的路。虽然瑜伽拥有五千多年的古老历史，但相当适合现代社会，正越来越流行。如今瑜伽世界充满了不同的体位法、老师、课程、在线视频和小器具，以至很难得其要领。我写这本书的目的在于帮助你了解瑜伽师的生活，并回归练习瑜伽的根基：创造宁静的时刻。唯有在宁静中才能发生真正的突破，也就是回归人生的优先事项，回归自己的重点，认识到对自己的爱以及对周遭人的爱。除了大家所熟知的垫上体位法练习，我们还能从练习瑜伽的过程中得到更多的启发，应用在日常生活里。我想鼓励你成为最好的自己，接受并拥抱自己的每一面。

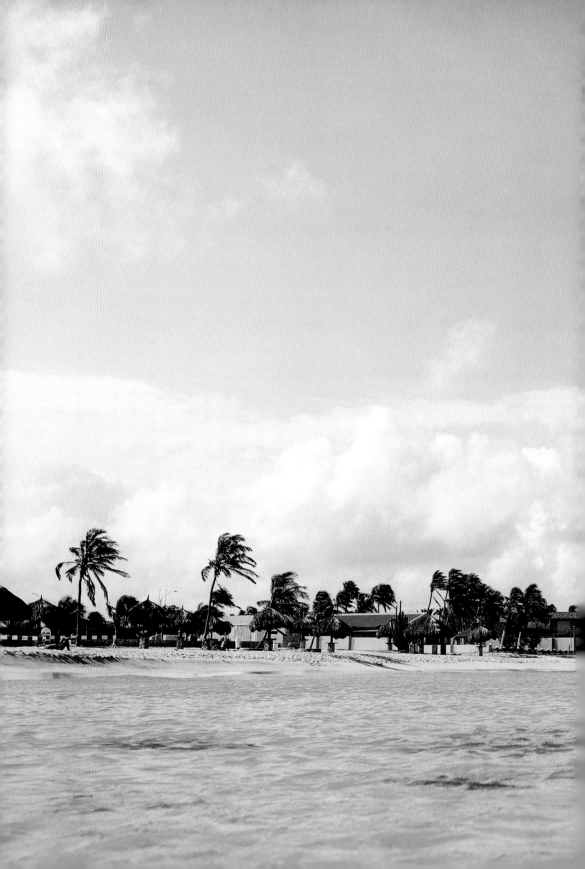

第 1 章

天天都是瑜伽天

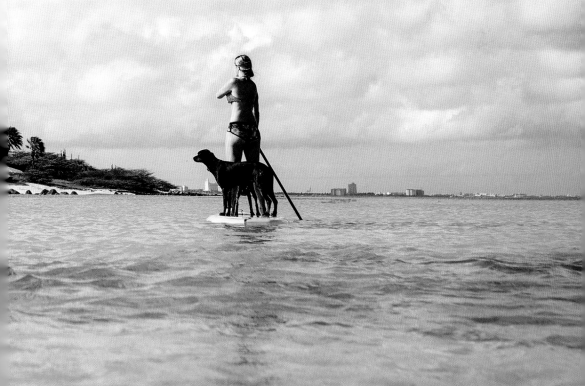

练习瑜伽，其实不用改变自己的生活。

瑜伽能在我们过去卡关之处创造空间。

我坚信真正的改变和幸福源自接受，接受我们的身体，接受我们的身份，接受我们所处的环境。每天纠结于内心的不安，很多来自抗拒，抗拒接受事情的真相，因为真相总是不符合我们的期待。所以，现今社会总是不厌其烦地倡导我们要改变生活里的每一面：我们应该改进、做得更好、感觉更棒，应该减肥、增加肌肉量、吃得更健康、找到更好的工作、买更美的衣服、头发要更柔亮、赚更多钱。

只是自认需要改变，努力将自己调整得符合外界标准，以便被接纳，与真心想要改变生活方式，是两种截然不同的心态。你是哪一种？你想改变的是什么？如果你的心态跟多数人的一样，那么你希望看到的可能是生命中许许多多的事物都发生改变吧？而我的想法是，何必如此呢？这辈子有谁跟你说过你还不够好？你是从哪儿得来这样的印象的？很多时候，我们感受到的批判并不是来自外在，而是发自内心。虽然没有人可以批判你的为人处事，但也极少有人会告诉我们，做原本的自己就够好了。所以，不论你想改变生活的哪个部分，也许是减重、减压或开创事业，都必须先找到自己的真实意图。因为我坚信，真正的改变与真实的快乐来自接受。从接受自己的本质、接受自己的身体，也接受当下的状况开始。

另一方面，若是谈到要如何创造快乐健康的人生，那就得先找到正确的出发点。生活中所做的一切决定，出发点只有两个：恐惧与爱。你希望减五公斤，是因为这样对心脏好，你也会因此更开心，还是因为减掉这五公斤，你就能挤进那条紧身牛仔裤，

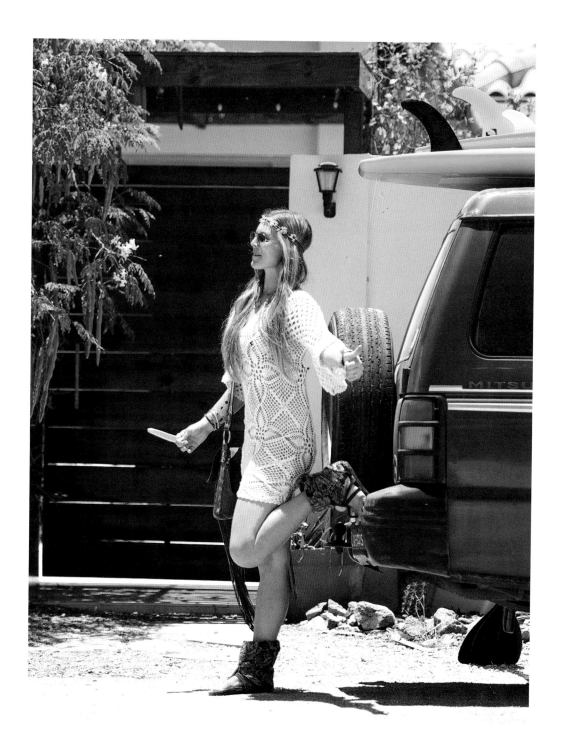

3

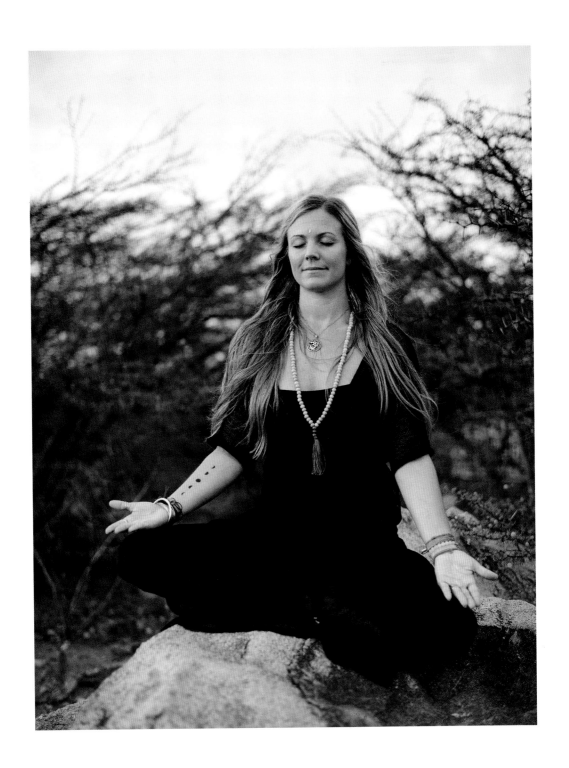

瑜伽陪你越变越好

或是穿上美美的比基尼泳装？也许以上的答案都符合你的心意，但其中有个相异之处，那就是真实、持久而且不费力的改变发自真心的爱，也是出自爱的行动。你的心真的在意自己穿上比基尼的模样吗？我很怀疑。你的心比较关切的可能是你有自由行动的能力，而且可以维持身体强壮吧？这也是瑜伽练习最重要的基础之一，要从内在开始照顾身体。

我们必须先将注意力转向内在，与自己的呼吸连接。唯有专注于呼吸，才有助于我们停留在当下，安定心智，并且培养对身体的觉察力，在练习中照顾身体，滋养慈悲心。要是没有专注当下的话，就不是真的练习瑜伽，只是在瑜伽垫上做拉筋伸展运动而已。呼吸这件事只是培养觉察力的开端，唯有将纷乱的心绪沉淀到安静的状态，才有空间进行沉思与臣服。

练习前或练习后，花点时间静坐一会儿，设定你的目标来迎接这一天。深呼吸，用一分钟的时间，将你的感恩送给生活中所有美丽的事物。低头，向地球敬礼，这是虔敬与感恩的小小象征，可以帮助我们向内看，并且将注意力放在生活中已有的幸福上。练习结束后，我会喝上一大杯绿色蔬果汁或冰沙，开始迎向生活，拥抱这一整天。

听起来也许有点复杂吧？但并非如此，单纯是头脑的自然反应而已。我们想得太多，才会习惯性地将简单的事情变成需要解决的问题，好让自己有事做。常有人这样问我："该怎样才能成为瑜伽人呢？我连坐都坐不住！"或者是说："我做不了瑜伽，因为我太爱吃肉了！"

如果你以为练习瑜伽的人每天得在凌晨4点起床，只吃米饭和蔬菜，多数时间都是在盘腿烧香，并吟唱"嗡"（Om）的话，请修正一下想法。不过，如果你练习的时间够久，可能会觉得莲花盘坐与烧檀香是非常有益的练习，但你也会明白，体位法的练习以及个中细节并不是我们练习瑜伽的重点。身为瑜伽练习者，我们只是努力寻求平衡——身体、精神和心灵的平衡。请注意"努力"这个词，它代表持续不断地以平衡为目标的练习。平衡不是一蹴而就的，也不是恒常的状态，而是日积月累的功夫。它是来自持续练习正念与感恩的成果。所以，瑜伽是种练习，永远没有终点。

练习瑜伽，其实不用改变自己的生活。因为将瑜伽带入你的生活不代表你就得改变日常生活的一切。练习瑜伽依旧能让你享受美酒与晚餐，你还是能保有自己在大企业的工作。就算不练习瑜伽，你也可能会因为成天忙碌而忘记做资源回收。真正的瑜伽人，并非对着每个人微笑鞠躬，而是臣服于生命的流动，接受生活里的每一刻。你依旧得面对生命的高潮与低潮，没有例外。但真正的瑜伽人会尽量对每个人面带微笑。没错！瑜伽人会尊重生活过山车般的本质，必要时也容许产生相应的情绪。真正的瑜伽人就是好好生活，尽己所能，不论在垫子上还是走下垫子，都是如此。

因此，不论你做什么，平衡是关键。即便是跳一整夜的舞也行，但隔天早上记得练瑜伽。可以喝点红酒，但别忘了喝绿色果汁。如果心里想吃巧克力，那就吃吧！只是得注意身体对羽衣甘蓝沙拉的需求。周六可以穿高跟鞋，周日则光着脚丫子走路。逛完购物中心，回到家里的卧室里静坐冥想。生活过得高低起伏，动静皆宜。拥抱每一面的自己，活出真我！大胆、勇敢、自然、高亢，让这些特质强化你的能力，使你找到安静、沉稳、谦虚与平和。以平衡为目标，设定自己的规则，别让他人把生活准则套在你身上。

刚开始时，请记住，每个人都是不同的：背景不同、身体不同、生活环境也不同。

你必须从自己的立足点出发，专注于自己身体的变化。练习时尽可能保持正念，当心智开始插话时，多点耐心——我应该做得更标准；隔壁同学的柔软度比我的好多了；我不够好（这是初学者常会生起的念头）——请将专注力拉回呼吸上。从你的立足点出发，用你具备的基础，尽你的能力，专注于练习，试着不要执着于结果。

随着时间的推移，你会发现身体、心智、呼吸的变化。瑜伽能在我们过去卡关之处创造空间。瑜伽能让我们变得强壮、柔软且具有韧性。瑜伽能陶冶安静的心智，提高专注力。瑜伽能让呼吸加深。伴随着练习，瑜伽能成为我们生活中的一部分。我们的练习越是深化，就越能在步下垫子后将瑜伽的效果带入生活的其他方面。

心智习惯于设想最糟的状况。当我们沉浸于这样的思绪时，往往会陷入重复的思索、批判、贴标签以及其他负面思考。如果能正确使用头脑，它会是个伟大的工具。尤其是当头脑取得主导权，我们再也无法控制脑袋里萦绕的焦虑和悔恨时，让身体随着呼吸而流动，专注于当下的每时每刻，是安定心智的最好办法，这也正是瑜伽的本质——运动、呼吸、整合身体与心智，并且创造静默的空间。如果你只活在脑子里创造出来的情境中，就会发现周遭发生的一切事物都会引起自己的情绪反应，而这些情绪多半掺杂了恐惧或担忧。尤其是我们过去难免遭遇过大大小小的负面经验，然而为了防止自己再度经历更多痛苦，心智会尽可能地阻止这些经验重现。比方说，你曾受到旧爱的伤害，或是被抛弃过，下回遇到心动的对象时，你会发现自己对这人的反应或对待他的方式跟过去的模式完全不一样。如果生活总是激起你的被动反应，也意味着你还活在过去。若是我们能更安心地住在身体里，而不是停在脑子里，那么过去很多令人头痛的烦恼事现在就变得简单多了。

瑜伽能帮助我们以新鲜的视角，以停留在当下的心态，迎接生活的每一刻。过去的一段情伤，未必代表往后的情路只有颠簸。但是，如果这辈子总是双手环抱胸前，感觉前路险阻重重，就会错失生命中太多的美好。去爱，就必须冒险。而爱就在身边，唾手可得！如果你带着开放的心态而不是恐惧，去认识新的人，就很有可能会从他人身上得到不同的体验。

对我来说，这一直是我从瑜伽中学到的宝贵一课：行动，而非反应。瑜伽能帮我创造出空间，从当下的情境中跳脱出来，不必立即反应。我可以坐下来感受这一切，看清当下情境的本质，再做决定。于是，我的生活比以前少了很多内心戏。我以前会故意向人挑衅、吵架，或是争论不休。但是，现在我看待对抗的态度是，找出互相理解的方法，修正对彼此的误会。

可以先从目前的状况开始练习，让瑜伽慢慢改变你。不论是自己练习还是上瑜伽课，只要你经常站上瑜伽垫，接下来的这一天，你就比较容易选择健康的生活方式。当你更用心地倾听自己的身体，就能明白吃得健康一点也不难。对身体保持觉察，你就能轻松避免糖与酒精的摄取，或是戒掉你想戒掉的饮食习惯。也许你会发现目前吃的东西没有什么不好的，根本不用太紧张！因为经过瑜伽练习的你，对自己身体的感受会多些，对身体吃下什么食物也会更敏感，知道多吃一些反而不会让自己更满足。就我的经验来说，当我认真聆听身体需求时，其实不太需要多吃一份食物。如果我拿了多于身体需求的分量，多半是因为我正忙着说话，或是我需要排解情绪。保持正念时，我比较能辨别自己的饱足感。我们一天里的进食行为，其实大都是空虚无聊下的产物！我当然不是说，练习瑜伽之后，你就不会再吃甜点、喝酒，或是舍弃生命中所有美好的事物，以及周五晚间的娱乐。我的意思是，你会更易于接受身体的需求与渴望，这也是打造健康身体的第一步。

瑜伽陪你越变越好

生命就是要追求幸福、平衡与爱。成为瑜伽练习者，你会发现，鱼与熊掌兼得并非难事，大可不必为了自己的饮食习惯或身体而感到自责。因为瑜伽这个美丽的工具将帮你找到你一直追求的东西，而现在就是开始的时机。

每天早晨醒来的模式，便设定了接下来一天的基调。如果你决定让瑜伽成为每天生活的一部分，为什么不马上开始？想想自己平常醒来会做的第一件事，检查电子邮件、喝咖啡、打开电视？如果希望将这一天设定为平静的基调，那么醒来时就先开始平静的时刻吧！我喜欢以一杯热开水加柠檬迎接新的一天，这能唤醒身体器官，对消化系统很好，也有助于新陈代谢、洁净肌肤。我会带着这杯柠檬水，来到瑜伽垫上，展开新的一天。

渐渐熟悉瑜伽练习后，你就会知道该从何处开始；先与自己的呼吸同在，专注于身体当下的需要。如果你的臀肌紧绷，就专心于这一点。感到肩膀酸痛？那么晨间练习就专注于肩膀。刚起床时，或许会觉得身体有些僵硬，不够温暖，那么以能够热身的序列作为练习的开始将会是个好办法。当身体温暖起来时，反应会更敏锐。

当你第一次开始规律地练习瑜伽时，很快就会有些重要的体悟：

1. 比我想象中难多了。

2. 比我想象中好多了。

3. 有时候，或是说大部分的时间，我的身体和头脑在打架，而且两边的身体感觉也不一样。

4. 为什么我活了大半辈子居然不懂得好好呼吸？

5. 我想练得久一点。

如果你练习的时间够久，你甚至会意识到：

6. 穿什么瑜伽服跟我在垫子上的练习没有太大关系。

7. 我的身体连接我的情绪，我的情绪左右我的思考，我的思考与我活在当下的能力有关。而且，我停留在当下的能力又连接我的身体。

8. 我们所练习的体位法不是终点，而是过程。

9. 越是进阶，越是意识到自己还在起步阶段。

10. 我希望练得更久一点。

瑜伽陪你越变越好

正确开始每一天

● 别把电话带进卧室——需要起床闹铃的话，请买个旧式闹钟。你早上做的第一件事，不应该是上社交网站或看电子邮件！

● 起床时，喝一杯加了柠檬的温开水，洁净消化系统。

● 早餐前练习瑜伽。你做的一切都会有回报！设定十五分钟，做点温和的伸展、几个充满动能的拜日式或简单的静坐冥想。重点是每天替自己安排空档站上垫子。如果你有一小时余暇，就让自己享受整整一小时的垫上时光！

● 设定你工作日的活动时间从何时开始。头一小时千万不要漫无头绪地闲晃，读一本书、做一顿美丽的早餐或花时间与家人相处皆可。如果你以神圣的态度对待早晨，往后这将会成为你接下来一天的基调。

爱的洞察

● 各种突破，会在静默时刻闪现。

● 平衡，来自每个当下片刻的累积，以及一整天下来由心而生的感恩。

● 学着行动，而非反应。

● 此时此刻出发，善用手边的资源，尽你所能去行动。

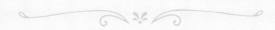

绿色蔬果汁

小黄瓜一根，菠菜两杯，羽衣甘蓝两杯，去核苹果两个，去皮分瓣的柳橙一个，去皮分瓣的柠檬一个，姜末一大匙。

将食材依序放进慢磨料理机中：先放入小黄瓜，接着放入绿色蔬菜，之后放入苹果等食材。如此一来，能将绿色蔬菜完全打碎。

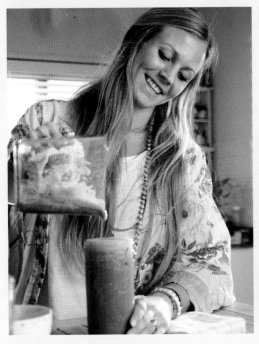

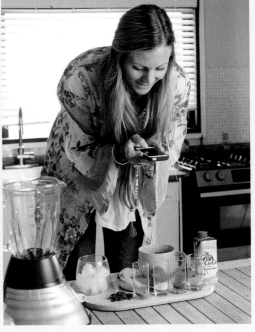

超级绿冰沙

香蕉一根，桃子一颗，羽衣甘蓝两杯，冷冻草莓一杯，椰子汁一杯，以及任选各种富含抗氧化或维生素成分的超级食物（Superfoods）。

将所有食材倒进高速离心果汁机中，搅打均匀。最后可以放点冰块，增添冰沙的冷度与口感。

这里建议使用的超级食物，包括大麻籽蛋白、奇亚籽以及秘鲁人参粉（各一小匙），或是你喜欢的其他材料！

虽然使用高速离心果汁机相当不错，但转动过程中的加热效果会损耗食材中的营养价值。若预算许可的话，不妨买一台慢磨料理机，不仅噪音较小，也更适用于菠菜和羽衣甘蓝等绿叶蔬菜。

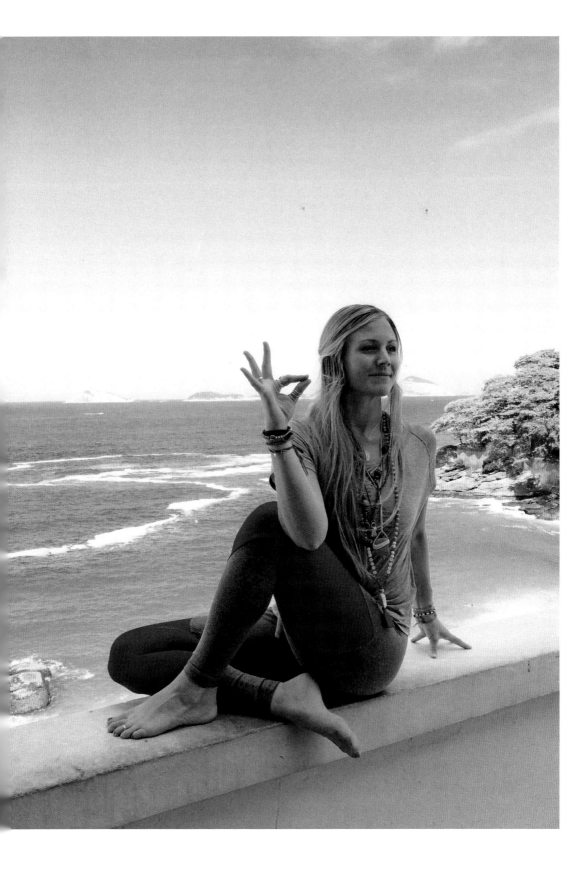

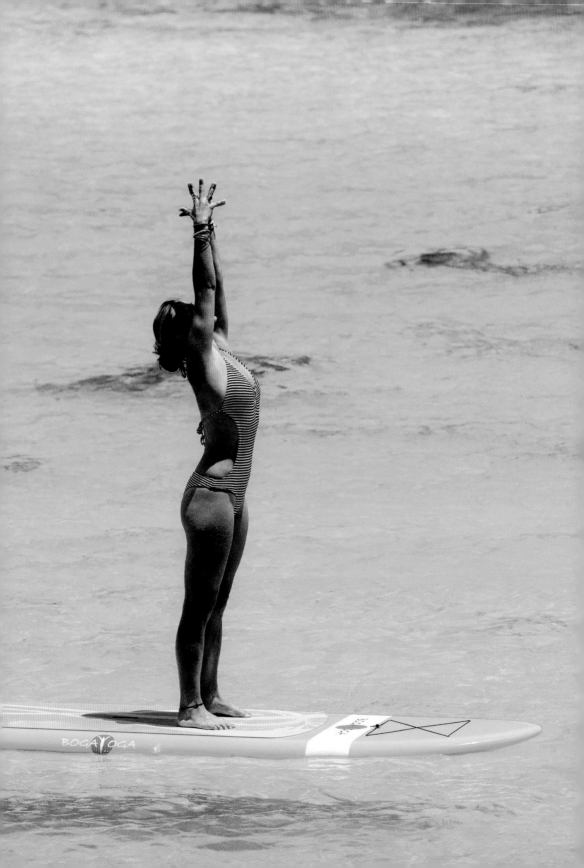

拜日式（Sun Salutations）：
完美的晨间序列

拜日式（Surya Namaskar）是瑜伽练习的基础序列之一，也是个热身的绝佳途径。你在各种派别的瑜伽里都看得到拜日式，且常见于串联体位瑜伽（Vinyasa）或八支分法瑜伽（Ashtanga）等较为流动的练习中。花点时间正确学习这些姿势（即便你已是有经验的练习者），不仅能在练习中避免受伤，也能维持健康状态。为了能永远坚持姿势的完成度，一开始就必须学习适当的身体正位，并且注意不同体位法带来的身体感受。这样当练习过度时，你便能马上察觉。可以多做拜日式，也可以减少次数，全看你期望的流汗程度或运动量而定！如果时间不多，我会摊开瑜伽垫做十组拜日式。拜日式可以让身体完全地伸展：前胸扩展、前屈、核心运动、强化躯干、打开心口、伸展腿后肌群。如果做得正确，这是相当完整且全面的暖身练习，也是开启一天的最好方式！

"此时此刻出发，善用手边的资源，尽你所能去行动。"

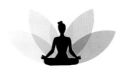

拜日式（Surya Namaskar A / Sun Salutation A）

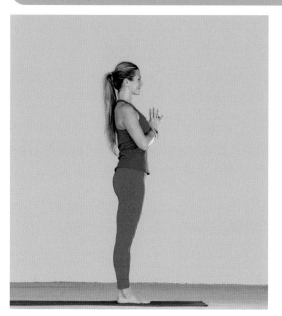

1. 站姿，左右大脚趾互碰，脚跟微微分开。双手在胸前合十。双脚稳定地往垫子方向扎根，感觉头顶往天空伸展。吐气时双手来到身侧。

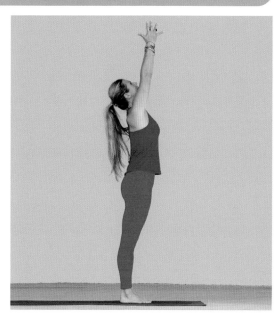

2. 上背与脖子放松，吸气时双臂往天空延伸。双腿用力，从双脚足弓开始上提。

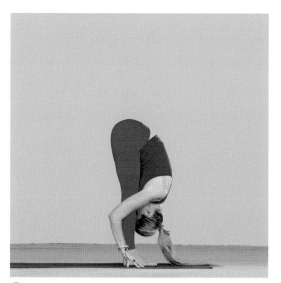

3. 吐气前屈，让身体贴近地面。如果手掌无法碰到地面，请微微屈膝。放松后颈，将身体部分重心移到前脚掌（趾球）位置。

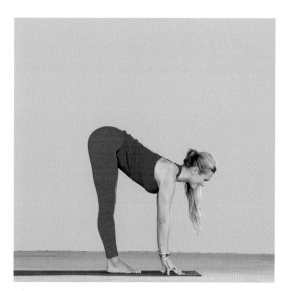

4. 吸气时脊椎延伸，背部保持平坦，看向前方，启动大腿肌肉，将膝盖往上提。

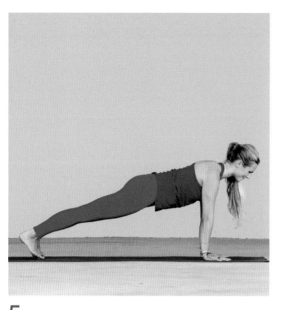

5. 吐气时，双脚分别移到垫子后方，来到平板式。肩膀在手腕正上方，启动腹部核心，双手推地面，避免肩膀松垮下沉。

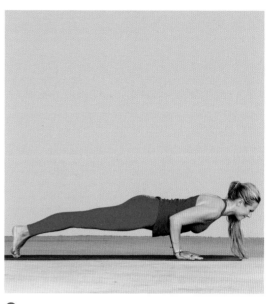

6. 吸气时将身体重心稍微往前移，吐气时弯曲手肘，放低身体，来到鳄鱼式。肩膀应该与手肘同高，而手肘在手腕正上方。试着收起肋骨下缘，尾椎骨往脚跟方向延伸。

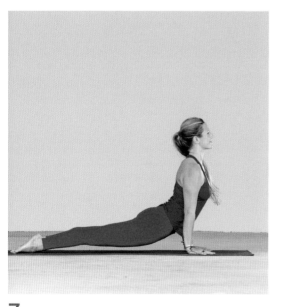

7. 吸气，趾球压向垫子后方，身体往前带，换成脚趾前方压向垫子，来到上犬式。锁骨往左右两边展开，心口上提，感觉肩膀沿着背部往后往下。

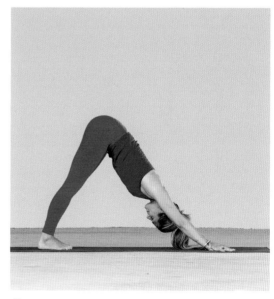

8. 吐气时踮起脚，启动腹部核心，来到下犬式。大腿内侧往后，拇指与食指往下压，三头肌往后。脖子放松，伸展小腿让脚跟贴近垫子。停留，做五个深吸深吐。

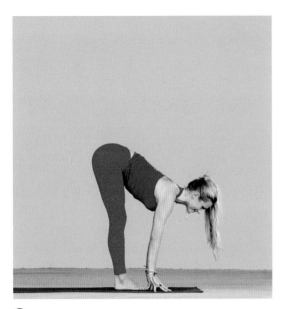

9. 往前看，弯曲膝盖，臀部往后，准备双脚往前踏。进入下个吐气时，走或跳到垫子前方。吸气伸展脊椎，稍微往前看。

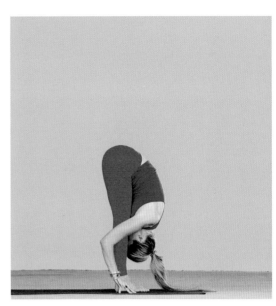

10. 吐气，完成前弯。

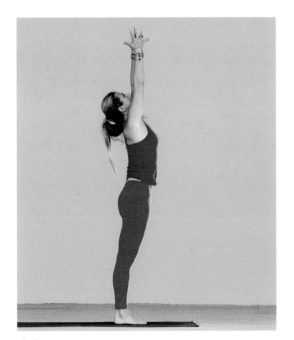

11. 吸气时双脚稳定扎根，身体往上，手指往天空延伸。

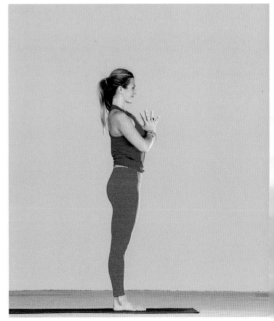

12. 吐气，双手回到心前合十。

瑜伽陪你越变越好

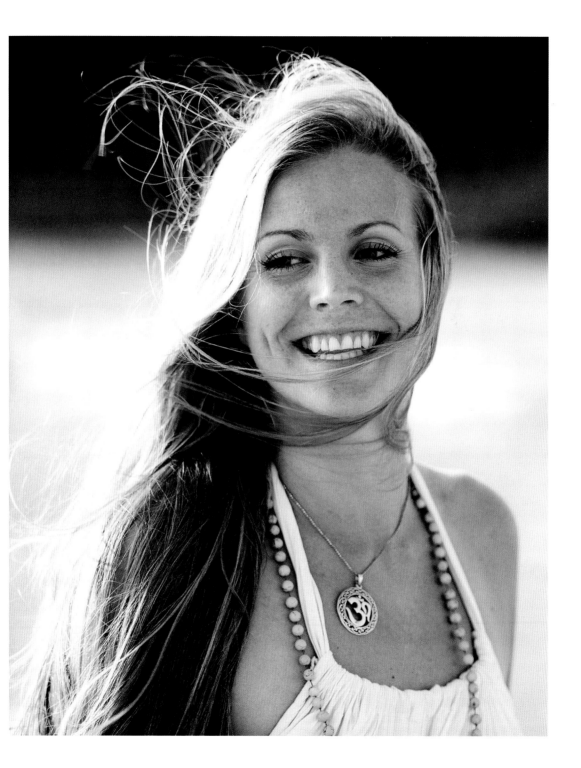

19

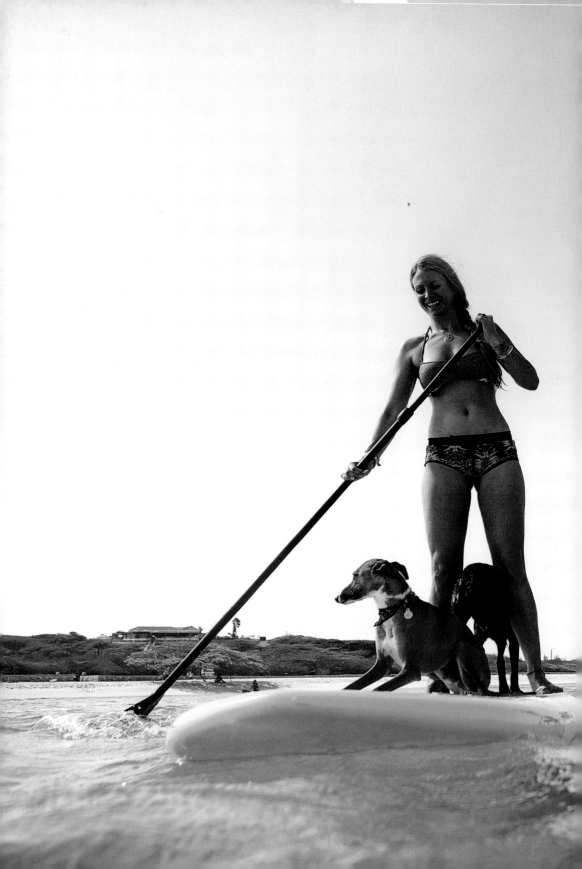

第 2 章

拥抱未来之前，请先拥抱过去

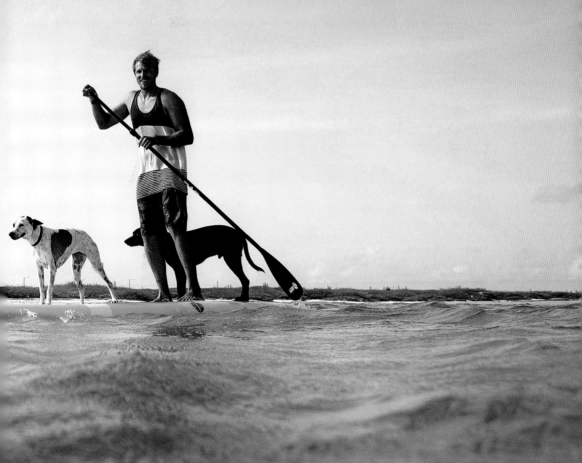

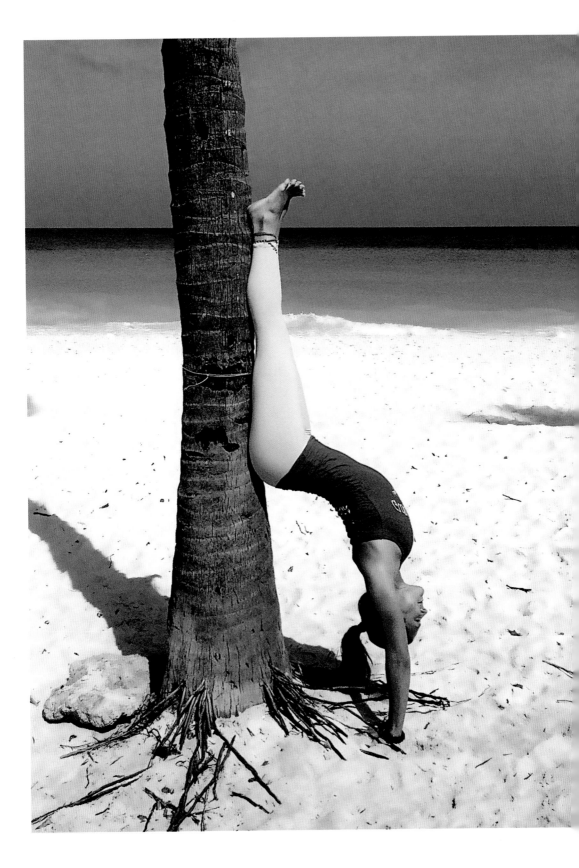

创造宁静的时刻。
唯有在宁静中才能发生真正的突破。

我的平衡力不是与生俱来的，是经过漫长的摸索得来的。幸运的是，我十七岁就接触了瑜伽。那时我跟家人到泰国度假。瑜伽老师是一名泰国男子，个头不大，但是他平静祥和的模样令人印象深刻。我们坐在树荫笼罩的竹制垫子上，他带领我们吸气与吐气。我从来没有过这样的经历，尽管这堂课没有改变我的生活，也没有改变我看待世界的方式，但下课后我感到活力充沛，十分快乐。因为，那时的我并不快乐，而且已长达两年。之后，我才开始将瑜伽变成生活中的重心之一。

我的父母在我两岁时分开，而夫妻离婚总免不了上演各种戏码，所以幼年时期的我和弟弟经常搬家，轮流在两家居住。直到我母亲遇见瑞典空军的一位战斗机飞行员，我们才过上一两年平静的生活。我们在一个地方定居下来，外婆能常来陪伴我们，白天我也可以和弟弟一起去上托儿所。而且，只要有机会，继父就会带我们到山上滑雪，并且待上很长一段时间。我最清晰的记忆之一就是看着继父在雪地里辟出一个小山洞——用雪橇在斜坡上挖出一小块舒适的地方，让我们坐着休息，喝热巧克力。滑完雪后，我会坐在他的肩上，听着帐篷里的现场演奏，跟着哼唱。那首歌是非金发四美乐团（4 Non Blondes）唱的《怎么了》（*What's up*）。后来我听到这首歌，总会想起他，还有那段日子。那是我最快乐的童年时光。

只是，幸福有时会有尽头。母亲跟继父才签下新房子合约的隔天，他的飞机便冲进了大海，我们的生活一夕之间变了样，而那时我才五岁。

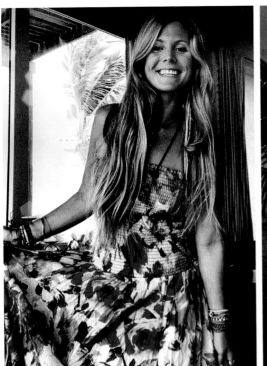
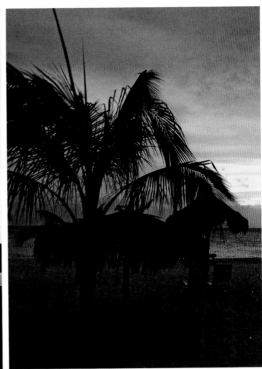
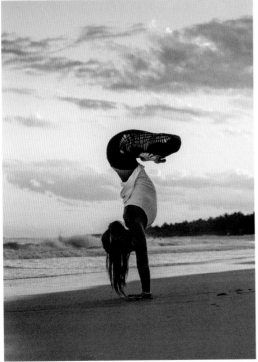
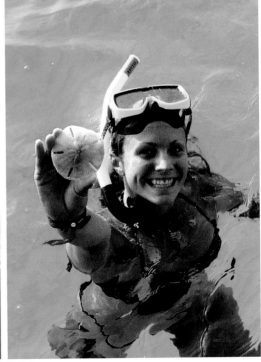

24

继父的死，是我生命中的重要时刻。母亲失去了一生挚爱，我和弟弟则失去了继父。在继父的葬礼上，我们身边围绕着很多人，每个人都是一脸哀戚。亲戚们和不认识的人送来了好多糖果和礼物。依稀记得外婆把我和弟弟拉出教堂，捂住我们的耳朵，不让我们听到母亲的尖声哭叫。丧礼结束后，我们被迫搬离位于瑞典南部的公寓。就这样，一转眼只剩下我们三人了：我、弟弟，还有母亲。我们的生活再次天翻地覆，而且远超以前的动荡。之后几年里，我们过得相当黑暗、艰难，即便母亲尽其所能地照顾我们，我还是不得不逼自己赶快长大。从五岁到十岁之间发生过什么，我几乎没有印象，只有非常零碎的记忆，而且模糊到我不确定那是梦境还是真实。这些遭遇如此令人心碎，我们甚至连提都不愿再提，不愿再讲起继父的事，而母亲则是脆弱到无法回答我的问题。

"他去哪儿了？"我问了一遍又一遍。母亲总是把脸转过去。某天，有人告诉我："他去了天堂。""为什么？"我又问。我不知道天堂在哪里，为什么他选择了天堂却不带着我们。"嗯，他太爱你和弟弟了，很爱很爱，所以开飞机时想赶快回来看你们，结果飞得太快就坠机了。现在他去了天堂，所以你要坚强起来，好好照顾妈妈。"

我不知道这句话是谁告诉我的，也许是亲戚，或者是家里的朋友。但这句话伤我很深，我花了十年多时间才能理解这句话的意思。毕竟当时我才五岁，孤单又迷惘，很希望有人安慰我，而我却发现继父丢下我们，去了天堂，只因为我让他开快点？五岁孩子的脑子始终无法理解这样的因果关系，于是我认为这件事全是我的错。要不是为了我，他还会在这里，母亲就不会每天愁眉苦脸。我想，这也是我的记忆变得非常模糊的原因。我记得每天早上走进母亲的卧室，准备叫醒她，却总是看到她的脸朝下埋在枕头下面。我问她为什么要这样，她回答说，这样比较容易睡着。有好一阵子，我睡觉时也拿枕头盖着脸，以为有样学样就能更快进入梦乡。现在我才明白，她不是在睡觉，而是把脸埋进枕头里终夜大哭，不让我们听到。我记得牵着弟弟的手一路走到学校，不让他在人行道上乱走。我还记得六岁的生日派对，门外出现一辆救护车，还伴随着尖叫声。突然间，我便被带到一座陌生的屋子，跟父亲同住。我记得到医院探望母亲时，她哭个不停，紧搂着我，紧到让我几乎无法呼吸。一直到很久以后，我才发现她企图自杀前留给我们的遗书。

在少女时代的尽头，我逐渐走向探索灵性的道路，开始挖掘这段过去，这些回忆才一点一滴地浮现。我了解到，有时巨大的心理创伤，对我们的心来说，太过沉重了，因此头脑为了保护我们，让我们活下去，就会把心关上。只是关得久了，我们便会逐渐遗忘是这些困境塑造了我们。直到决定面对过去，我们的灵性旅程才能开始。以我的例子来看，父母离婚、继父离世、母亲自杀未遂，是我生命中很重大的事件。当然那时候的我并不明白，但总会有个时机到来，让我有能力回顾并且对我的童年心怀感恩。

多年过去，当痛苦逐渐淡去，我们一家人也终于恢复正常的生活。只是母亲花了更长的一段时间才完全复原，重新振作起来。毕竟意外发生时，她才二十五岁，和我现在的年纪相仿。如果换成我失去了丈夫，我简直无法想象我的生活会变成什么样，我甚至不确定自己能不能活下去，我也祈祷自己永远不必知道答案。母亲经历过的伤痛，大到我无法想象，但随着时间的推移，她好起来了，也重新遇见了真爱。她是那个不时将我带回正轨的人，始终为了我们而努力奋战，即便我们都经历过极其艰难的低潮。我很佩服母亲那时能走出来，转变为现在这样坚强自信的快乐女性。现在，除了弟弟，我又多了四个妹妹。以上这些都是我童年的经历，而我的人生之旅才刚刚开始。

到十二岁为止，我住过的地方超过十处，多半是跟母亲同住，周末与寒暑假是与父亲住。他住在拉脱维亚或西班牙。我的父母在离异后各自展开新生活，后来两人也都再婚了，而且在同一年里各自生了两个孩子。在父亲与伊嘉的婚礼上，我当着未来的继母跟两百名宾客的面致辞，第一句就是："千禧年，我的父母终于结婚了，只不过他们是各自跟别人结为夫妻。"大家都笑了，我也笑了。母亲和父亲的关系不错，我的生活很平稳，我们度过了黑暗与低潮，一切都很顺利。

等到我进入青春期，生活又出现了转变。这次不是父母离婚，而是母亲与她当时的丈夫、父亲跟他当时的妻子，又分开了。我长大了，有一堆小妹妹要照顾，离婚的消息再次动摇我的家庭观念，也激起我的愤怒。我心想：爸妈到底是怎么回事？连小孩都不顾了吗？我要担起照顾妹妹们的责任，当然这是行不通的。我不可能同时担当父母两人的角色，还要扮演大姐姐的角色，其实也没人要求我这样做，但我就是觉得应该让每个人都快乐，而且要确保母亲无恙。当压力实在大到难以忍受时，我就慢慢地躲开家人，把注意力放在别的事上——开始到处惹麻烦。因为家里一团糟，我自己深陷其中却无能为力，所以，无论走到哪里，我都会制造更多的麻烦。

大约十三岁的时候，我摇身一变，成了"酷妹"。因为耍酷，我不仅不肯装牙套（其实我非常需要装，绝对需要，等到我十六岁终于戴上牙套时，状况已经相当严重），周末会到酒吧喝酒，还染上了吸烟的坏习惯，甚至开始当小偷。尤其是吸烟，它能带给我团体归属感、特殊的名声，以及一种"管你的，我爱干吗就干吗"的爽快感，真是美妙至极。这也是我想要掌控自己人生的最好方式，所以，不论是身体还是社交层面，我很快就吸上瘾了。到十七岁时，我一天可以抽掉一包。当然，吸烟跟我自小患有的严重气喘并没有同时发生，起先我觉得很好，但没多久，我便常偷溜出去吸一口气管扩张

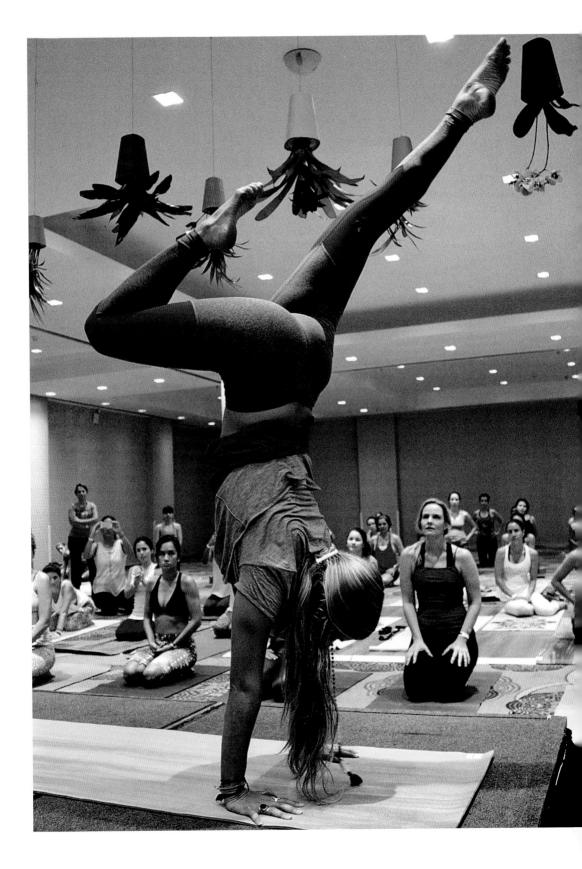

剂，再点一支烟。现在想想，简直不敢相信，当时我竟成了说谎专家，编造一些我跟朋友去咖啡厅的故事，还说哪些朋友抽烟，但我可"绝对没有"抽哟！或说我点了线香，那味道有点像烟味，此外，还说谁点了蜡烛、哪里又失火了等各种谎言。虽然我从未承认自己吸烟，但父母终究还是发现了。因为那时还没执行室内禁烟，所以我身上会飘着烟味。只是他们也无计可施。于是母亲有时会罚我禁足一个月，那么我就跳窗逃家；他们不给我零用钱，我就到店里顺手牵羊。父母威胁着要送我去寄宿学校，我就直接离家出走，在斯德哥尔摩车站睡了两晚，直到他们求我回家为止。我记得父亲眼里含泪地训诫我："你难道不知道自己可能会死吗？"但我依旧不为所动。因为我以为吸烟就是展示自我的一部分，而我还没准备放弃这个认同。

一开始是抽烟，接下来是酗酒，还有吸毒。我跟年纪较大的男友交往，与一些坏人厮混，做坏事，这样很不好，而最糟糕的就是撒谎。在每件事上我都能撒谎，谎话说多了，便再也分不清哪件事是真的了。我撒谎的内容包括我的去向、跟谁在一起、做些什么事。我记得母亲告诉我："我宁愿你吸毒，然后告诉我人在哪里，也不要你明明是在喝酒，还骗我说你在做别的事。起码发生不幸时，我知道去哪里救你。"她说的是真的。母亲完全不清楚我去了哪些地方，也不知道该如何帮我。

第一次因为酒精中毒被送进急诊室时，我才十三岁。那时候的斯德哥尔摩地铁红线终点站非常不适合酒醉昏沉的十三岁女孩出没，而我却搭着地铁来回多次。在路上不只是被抢劫，我还吐了自己一身，最后是一个朋友找到我，打电话给我母亲的。我记得当时自己趴在马桶上，想着自己快死了。我第一次刺青也是在十三岁，只因为我跟父亲开玩笑说要去刺青，而他回我："除非我死了！"我便硬是去刺了一处。其实我根本不想这样做，只是忍不住想跟所有人唱反调。我开始流连斯德哥尔摩的治安死角。现在想

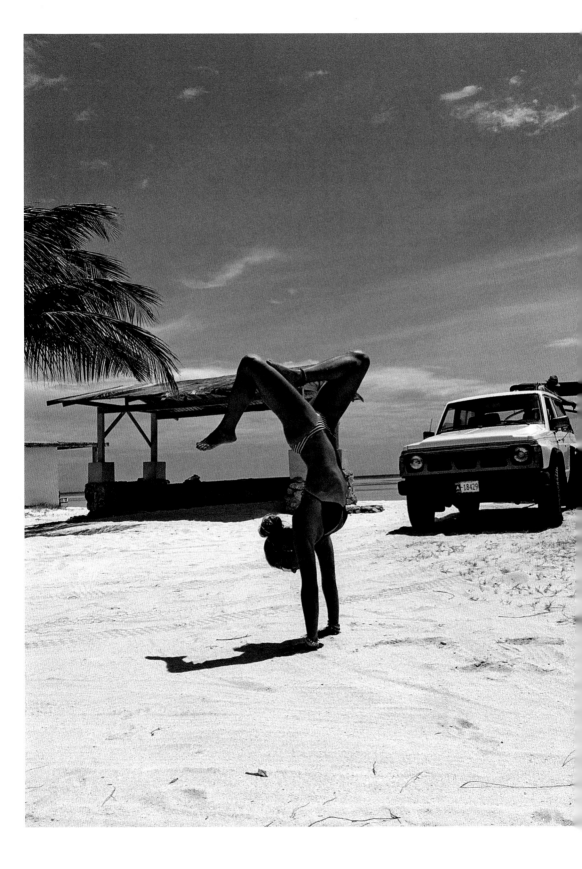

想，当时的我不过是个孩子啊，却铁了心想毁灭一切，而父母完全阻挡不了。

十四岁时，有次我嗑药嗨翻了，以为吸食的不过是大麻，结果从宏史都走到利丁厄北部（如果你住过斯德哥尔摩，就会明白两者距离多远）。第二天醒来，我看见床单上都染了血，才知道自己是一路赤脚走回家的，而且当时是十月天。也是在这一年，我第一次对母亲说我恨她。我开始偷父母的酒喝，并且很快就掌握了要领，知道如何把水加进伏特加酒瓶，假装酒瓶从来没被打开过。后来父母当场逮到我，屋里再也不放酒了。于是我弄了一张假身份证，方便买酒喝。

十五岁时，我跟几个女性朋友去西班牙，整整一个星期都在开派对。其中一天晚上在波多黎各巴努斯港酒吧里，有人在我的杯里下药，之后我的钱包与钥匙不翼而飞。后来警卫打电话通知我的住处，确定有人帮我开门才把我送上出租车。这是我少女时期三次遭到下药（可能还意图迷奸）的头一回。我一直非常幸运，除了好几个星期的大吐特吐跟头痛，没有发生过更糟的事。后来我终于学会，不要接受别人送上的饮料，连酒保拿来的也不行，永远要点瓶装饮料，还要用拇指按住瓶口。

十六岁时，因为酒后驾驶被拦检，我在监狱里待了一晚。不过，出来后，我又买了啤酒，继续跑派对。这一年也是头一回碰到男友打我。无处可去的我，多数时间都待在斯德哥尔摩的酒吧里。跟工作人员混熟之后，他们不再跟我要身份证，只当我已经十八岁了（这是瑞典合法饮酒的年龄）。某天晚上，世上认识最久的老朋友从派对上离开，回家的路上发现我倒卧在路边雪堆里。他带我回家，煮东西给我吃，帮我洗澡，要我保证不再喝酒，否则就要跟我绝交。我们大吵了一架，整整一年都不说话，我也没戒酒。当时我喝酒、泡酒吧已经好几年了，学校里每个人都知道我是跑派对女孩。那时我总是愤愤不平，没有安全感，所做的一切事，只为了引人注目。

十七岁时，我天天喝酒。有一次我在外头跑派对，上了一辆酒醉驾驶的车。他以时速144公里的力道撞上另一辆汽车，我们冲出路面，翻了几圈，最后撞上一棵树，车子整个翻过来。我侥幸没死，只是肋骨断了几根，还有内出血。到最后我不再对母亲说谎，因为我想，我们都已不在乎了。

十八岁那年，我完全自暴自弃。瑞典高中毕业的传统是穿上全白的衣服，在学校外面的公园跟老师、朋友一起庆祝。大家都聚在草地上，在彼此的毕业帽上签名、拥抱、唱歌。我则在后面停车场的角落里，坐在朋友杰克的老富豪车里，就着伏特加瓶喝酒，希望一切赶快结束。

这期间，我外婆走了。外婆是我生命中唯一稳定不变的角色，她冷静理性，又细心体贴，总知道说什么最合宜。她过世时，我跌到了人生谷底，我的家人再也受不了了。多年来我不停地说谎、打架、偷钱，捅出一个又一个娄子，让他们应接不暇，就连我自己也开始觉得不该再这样下去了。

母亲大可以把我赶出家门，或是命令我收拾自己的烂摊子，更可以完全放弃我，但她没有。她把我送去一个疗愈静心僻静营。我也不明白她怎么有办法说服我去，反正那天我搭上了火车，前往瑞典北方的静心中心，要待上一星期。我吓坏了，但也不完全是，应该说，我吓到魂飞天外了。就我干出的所有事情来看（以十八岁的年纪来看，我也是坏事做尽），这件事远远超出我的习惯范围，超越我的想象极限。我以为生活的步调就是要快，还要更快，尽量打扮得美美的，保持美美的。我大多时间不是花在梳妆打

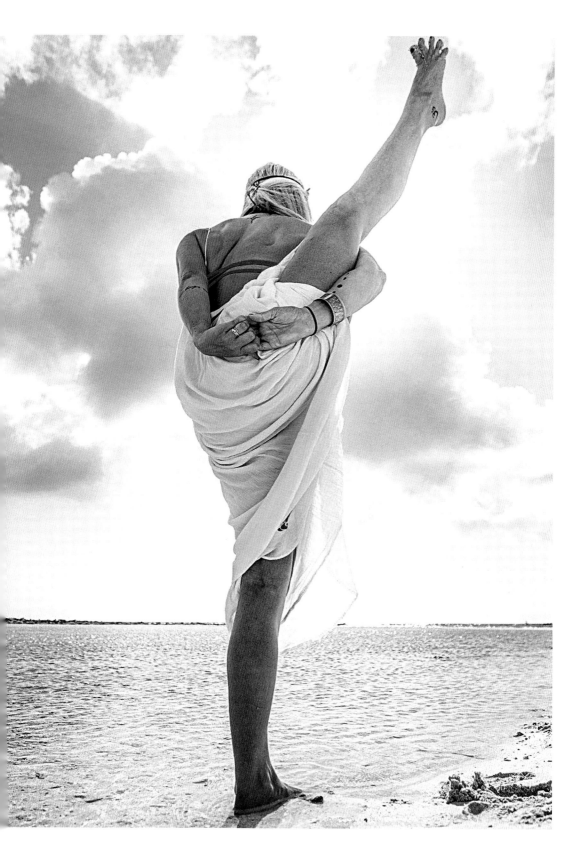

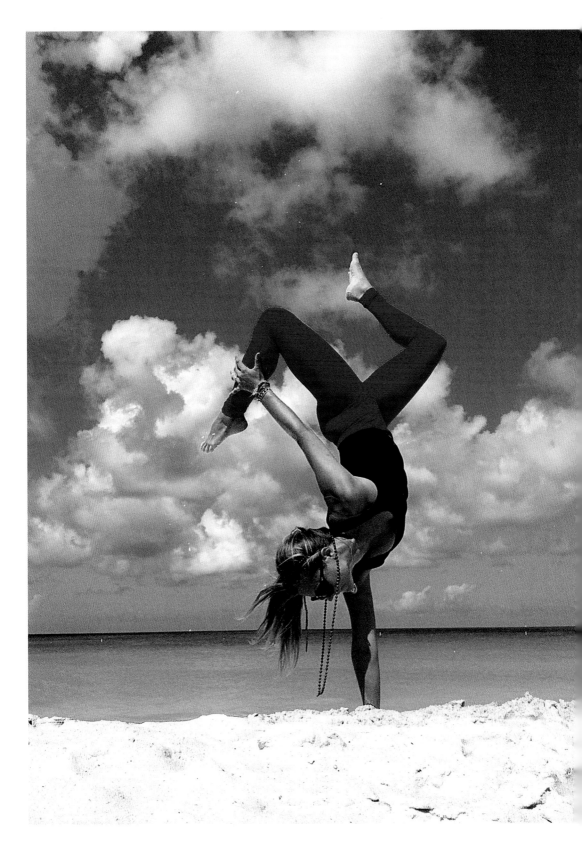

扮、买新衣服上，就是想尽办法挤进城里最热门的俱乐部。我的脑子里未曾出现过静坐冥想这回事。静心冥想？就凭我？在泰国度假那次我上了一堂瑜伽课，仅此而已。我从来没试过冥想，脑袋里只能理解香烟、啤酒，还有打架，心里则充斥着嫉妒、怒火、不耐烦。难道我已经成了难以想象的讨厌鬼？所以，下了火车，坐上要载我去静心中心的出租车后，我崩溃了，开始哭个不停，要司机掉头回去。司机看着我的眼睛，说："我觉得你应该试试看。多年来我见过太多人，他们像你一样紧张。但他们回家时都满面微笑，看起来很平静。这是我的电话号码。如果冥想真的那么糟，你试了一天就想回家，打电话给我，我开车来接你去搭火车。"我收下他的电话号码，然后他让我在静心中心下车。

对我来说，这是全新生活的开始。生平第一次，我学到如何平复自己的心绪。在这里，每天会有两次团体静心与疗愈时段，其他时间就是完全禁语。没有手机，没有计算机，不能说话，只有无边无际的沉默。我以前从来没试过禁语。在疗愈时段，我学到面对过去的技巧，并且开始整理所有引发怒火与愤懑的因素。我发现自己从来没有机会悼念继父——当时的我，不过是个五岁的小孩，就得忙着照顾母亲与弟弟，完全没有时间咀嚼悲伤与缅怀失去。加上家里每个人都对此避而不谈，这件事就像在我的生命大书里被硬生生撕去的一章。所以，我心里埋藏了非常深沉的悲伤，但从来没有得到机会释放。还有愤怒。噢，天啊！我非常生气，我气母亲太脆弱，毕竟我还那么小，我气父亲总是遥不可及，我更气我自己！

就这样，在一个星期里，我看待世界的角度完全改变了。我发现自己表现出来的完完全全不是我内在的真我样貌。原来我不是个易怒的人，只是外在形势与事件纷至沓来，把我变成了愤怒的个体。当我学会放下这些过去时，也就能放下我的愤怒，不再老是怒火冲天！于是，我开始思索，要是自己没有沉迷于吸烟、喝酒到死的话，生命能有什么可能性。我慢慢地往大方向看，突然间，我明白了，我想要快乐。我从来没有这样强烈的渴望。我一直忙着求生存，现在我有办法处理自己内在深锁的情绪了，我想要更多，我要快乐、平衡、平静。

回顾过往，在成长的路上，其实我没有遭遇过太多困难，父母都用尽全力照顾我，我遭遇的绝大多数负面情境，都是自寻的烦恼。回到家，我跟父母深谈过后，开始戒烟戒酒，到野外接触大自然，并且跟不同的人交往。后来我又回到静心中心，待了整整十天。这次的主题更为深入，是关于如何解决童年议题。可以说，课程内容更加震撼人心，让我发生了越来越大的改变。倒不是说我完全变了一个人，相反，我是一点一点地敲掉自己坚硬的外壳，拨开过往生命累积的经验，寻找到了内在的珍珠。简言之，我慢慢找回我自己了。

这听起来可能有点疯狂，但确实如此。宛如一道面纱被揭开，我看到内在深处从未发现的智慧，觉得生活不再是件艰难的事了。我开始天天冥想，阅读有关灵性的书籍。我的变化太大了，很多朋友看着我变开心，也跟着我一起改变。我从"疯狂跑派对妹"化身为"疯狂嬉皮妞"，朋友还跑来请教意见。我觉得，比起以前，现在我真的非常非常开心。只是我没有同好，没有人知道我对冥想和灵性有兴趣。我知道，如果要更加深化这个新的生活方式，我必须出发寻找志同道合的人。因为现在的我只略懂一二，但我要的不只如此。

于是我订了飞往哥斯达黎加的机票。

瑜伽陪你越变越好

直到决定面对过去，
我们的灵性旅程才能开始。

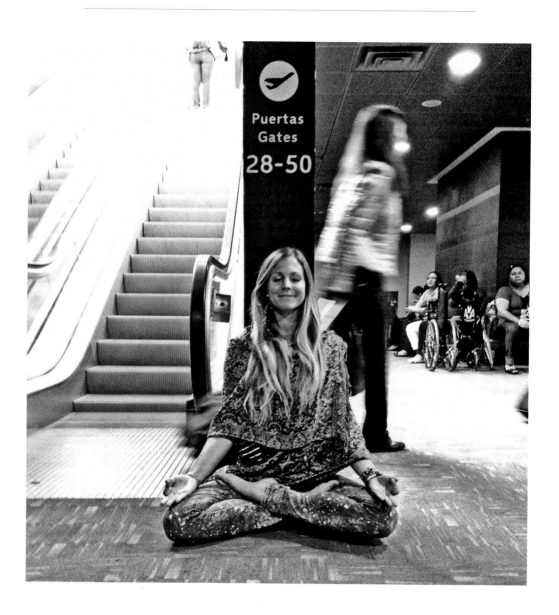

呼吸

练习瑜伽和冥想时，应该将觉察中心转向内在，并与呼吸深层连接。呼吸是瑜伽练习的核心，也是连接身体的美好方式。如果你发现自己与呼吸失去了连接，或是上气不接下气，可能是因为你的姿势太过深入，身体在告诉你稍微放松，或是放慢速度。

保持呼吸从鼻腔流入和流出，吸气与吐气时间等长，并从换气之间找到平衡。将吸入的气体往下送入肺部底端，感觉下腹扩张。吐气时注意下腹再次收缩，清空肺部。保持呼吸节奏稳定，让呼吸的声音帮助你专注于练习。

爱的洞察

● 面对你经历过的一切困境，和你的过去和平相处。这是创造平静生活的唯一途径。

● 宽恕是幸福的关键。

● 重要的不是生命里发生过什么，而是你如何选择与反应。生命不如大脑设想般严重，学着让出空间，让自己看待世界的方式与当下多点距离，不要只是盲目对眼前事件做出反应。

● 你的出身与过去的经历都不重要，幸福掌握在自己手中！我们不是环境的受害者，我们都拥有改变自己感受的力量。

● 生活是为你而展现的，并非发生在你身上。

● 想想你一直执着的过去，以及你不愿放下的行为模式，这些可能已经不符合你现在的深层需求了。

● 告诉自己：我不会在生命中编织更多内心戏了。守住这个承诺，好好活着！

● 你该原谅谁？请记住，你是唯一执着于过去并因此受到折磨的人。原谅每个人、每件事，这是为自己好。

● 多做些让自己微笑的事，专注于快乐！

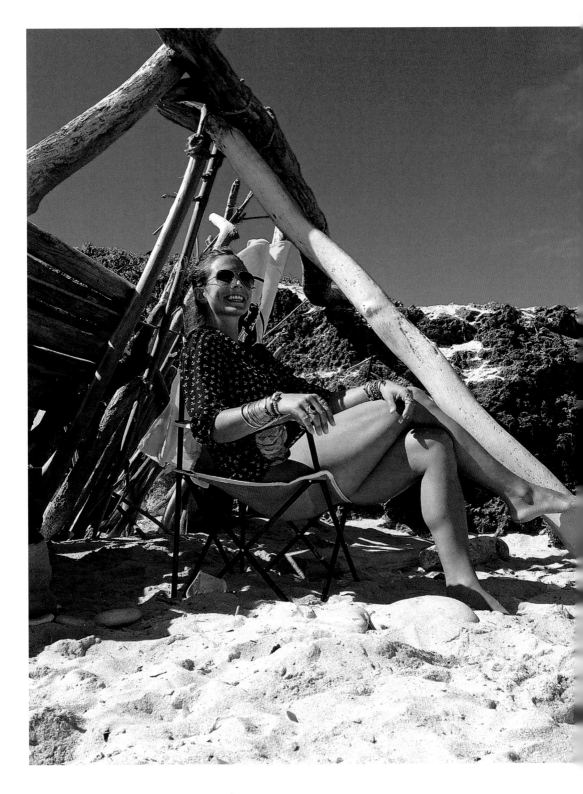

40

牛油果冷汤

牛油果两颗，花椰菜半颗的花冠，菠菜一杯，洋葱一小块，大蒜半瓣切碎，盐与胡椒适量，红椒半个切碎（装饰用）。

将红椒以外的所有材料放入搅拌机。洋葱与大蒜先放一半，之后再慢慢添加，以调整风味。搅拌洋葱时的味道可能很重，所以一次加一点就好。倒入足够的热水，方便搅拌机运作，开始搅打。一点一点地倒入热水，直到汤的黏稠度合乎你的标准。先尝尝味道，若有需要的话，可以再添加大蒜与洋葱，并且放入盐与胡椒调味。盛盘后以红椒碎末装饰。

超级食物沙拉

橄榄油两大匙，香菇一杯切碎，芦笋一把（从中剖半），新鲜甜豆450克，大蒜一瓣切碎，盐与胡椒适量，嫩菠菜一杯，红高丽菜一杯切丝，海带一杯切丝，去皮煮熟的毛豆一杯，萝卜丁半杯，牛油果一个去皮切块，苜蓿芽半杯，蓝莓一杯，南瓜子半杯，石榴子（装饰用），奇亚籽（装饰用）。

在大平底锅中加热橄榄油，放入香菇、芦笋、甜豆，拌炒后，以大蒜、盐、胡椒调味。起锅后，放置一旁冷却。在大碗里混合其他的蔬菜，并且加入蓝莓、南瓜子与炒蔬菜。最后加入沙拉酱，摆上石榴籽和奇亚籽装饰，即可享用。

胡萝卜酱汁

大胡萝卜两根切碎，生姜一块去皮切碎，大蒜两瓣切碎，苹果醋两小匙，蜂蜜两大匙，柠檬一颗榨成汁，橄榄油1/4杯。

在小锅里将胡萝卜煮软后沥干，保留汤汁。混合胡萝卜与生姜、大蒜、苹果醋、蜂蜜、柠檬汁及橄榄油。加入胡萝卜汤汁，搅拌到适合的黏稠度。将酱汁送进冰箱冰藏，可以保存三到四天。

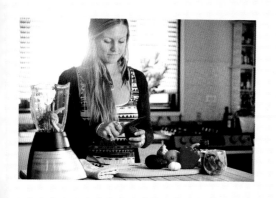

41

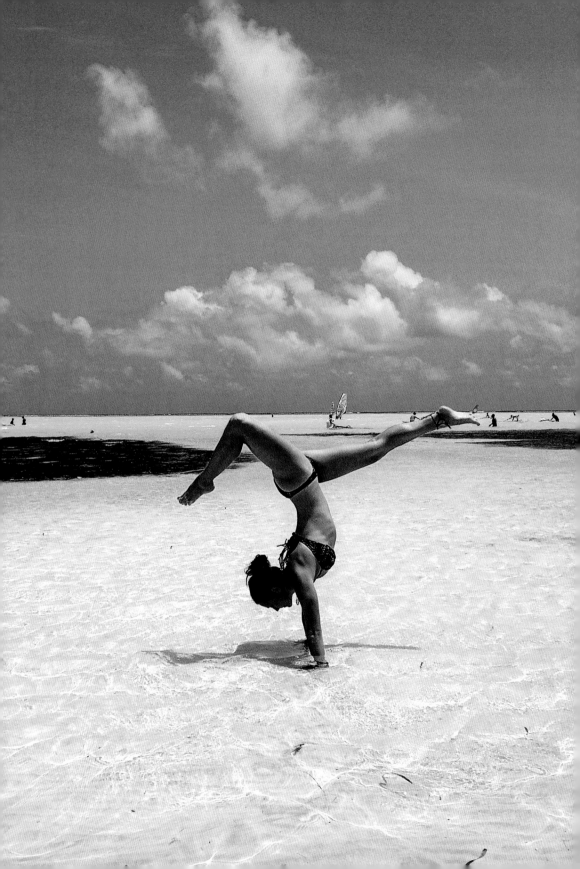

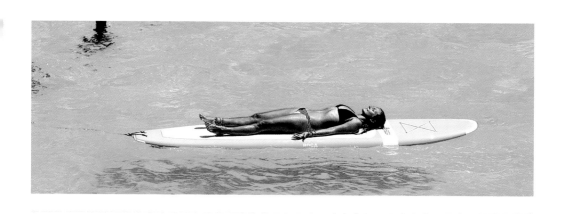

挺尸式（*Savasana / Corpse Pose*）

● 挺尸式是每堂瑜伽课的句点。在挺尸式里，存在美丽的静默与临在。这个姿势能让身体完全放松，我们也能全然浸润于垫上活动所带来的滋养。

● 躺下，手臂放在身体两侧，掌心朝上。如果你的下背较敏感，可以在膝盖下方垫抱枕或枕头，以支撑你的膝盖。我喜欢在挺尸式前点一些秘鲁圣木精油，调整室内的能量，带来彻底的放松，特别是这气味好闻极了！闭上双眼，让身体放松，感觉身体重量全都下放到地面。放下刚才练习时你对呼吸的控制，回到自然的吸气与吐气。跟着每一次呼吸，在一呼一吸间随顺一切，拥抱这份温柔，停留在当下。每练一小时瑜伽，就给自己至少十分钟的时间进行挺尸式。结束后，转向身体右侧，心脏在左边，此时你会从"起死回生"的挺尸式中苏醒。首先，你会伴随着心起身，然后让心永远带领你。在瑜伽课堂上，常听到老师在练习结束时说"Namaste"，请以Namaste回礼。这个词的意思是，"我以内在的光，向你内在的光顶礼"。这也是表达尊敬与尊重的神圣方式。

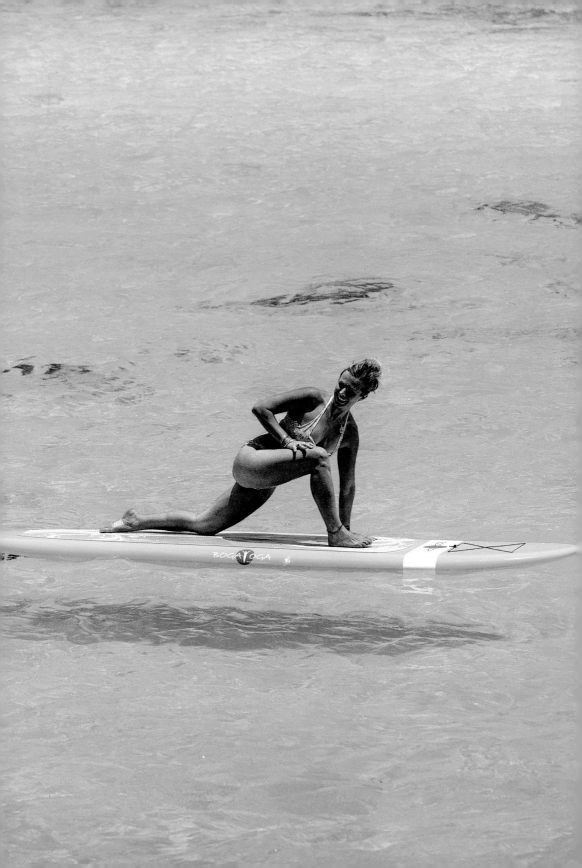

扭转、开髋、伸展腿后侧肌群

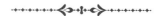

　　经过一整夜的睡眠，在办公室坐一天，或光是重复每天的日常生活，都会让身体某些部位特别僵硬。所以，我喜欢练习扭转、开髋及伸展腿后侧的姿势，并且经常在早上练完拜日式后，或是在晚上睡前开始练习这些伸展姿势。当身体变得柔软时，会感到更放松。

　　扭转具有很好的净化效果。其中，扭转脊椎的方式就像扭干一条湿毛巾。请先温和地进入扭转姿势，将扭转力道平均分散在脊椎上，聆听身体的声音。当进入姿势后，觉得可以接受时再逐步加深。最基本的规则是，扭转的深度必须让自己依旧能维持完整的深呼吸。如果感到呼吸急促，就先稍微放松，回到舒适的呼吸。

　　练习开髋时，请先让身体带领自己来到觉得舒适且不勉强的深度。确认膝盖始终保持舒适，绝不要感到疼痛，或是有任何强烈的感受。由于我们的骨盆往往累积很多压力，会紧绷，如果这是你必须加强的部位，请在这些姿势里多花点时间！

　　腿后侧肌群需要正确的伸展，你要感觉到肌束的伸长，而不是肌肉两端的拉扯。保持双脚用力，需要时请用瑜伽绳。

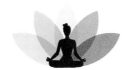

仰卧手抓大脚趾腿伸展式（Supta Padangusthasana / Reclining Big Toe Pose）

初学者版本： 如果腿后肌群较紧，瑜伽绳能协助你拉伸手臂。将瑜伽绳套在趾球位置，手肘微弯，让瑜伽绳帮你进入姿势。

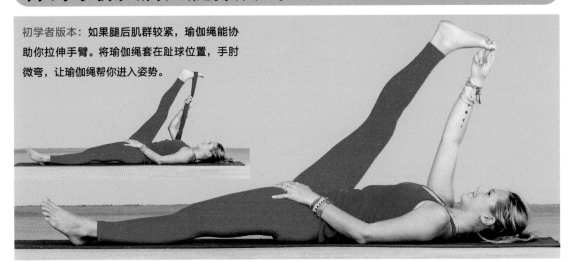

从右腿开始。躺在瑜伽垫上，右腿向天空伸展，依据你的髋关节开展程度，可以选择抱住右大腿后侧、右小腿、脚踝，或是扣住右大脚趾。你的头应该保持放松，靠在垫子上。肩膀放松，右脚板推向天空，保持脚趾用力。左腿有力往地面扎根。你应该感觉右腿后侧伸展，而非疼痛！右腿的角度要保持在你觉得舒适的位置，停留十到十五个缓慢深呼吸。

仰卧手抓大脚趾伸展式的变化式（Supta Padangusthasana，Variation）

初学者版本： 右手握住瑜伽绳的两端，让右腿打开向右，利用瑜伽绳作为支撑，弯曲手肘来加深大腿内侧的伸展。

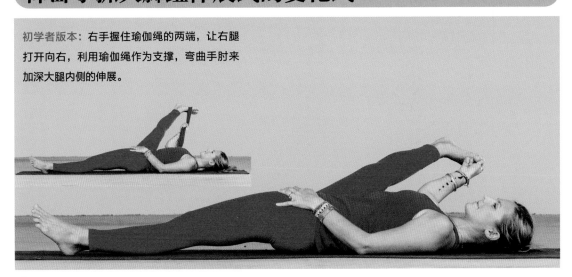

左手放在左大腿上，稳定并启动左腿。吸气时准备，吐气时让右腿倒向右边。启动右大腿内侧，保持左臀稳定往下扎根。骨盆保持水平置中。如果你的左骨盆开始往上并离开垫子，表示你的右腿跑得太远了！停留十到十五个缓慢深呼吸。

仰卧鱼王式（Supta Matsyendrasana / Supine Spinal Twist）

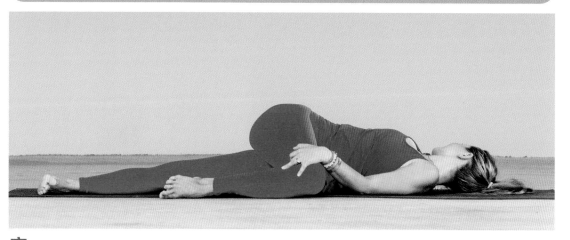

启动右腿，向天空伸展。弯曲右膝靠近胸口，将右腿带往左边身侧，进入扭转。转向左髋外侧，确保右肩保持扎根往下。右手臂伸展与身体垂直，保持手掌贴地。脖子可以转动的话，视线看向右大拇指。停留十个呼吸。

穿针引线式（Sucirandhrasana / the Eye of the Needle）

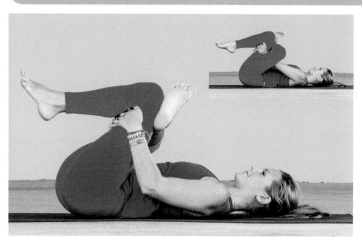

进阶变化式：如果你的髋部足够开展，可以将十指交扣的位置换到左小腿前侧，温和地将右手肘穿过右膝盖，加深伸展度，但要保持膝盖的舒适度。

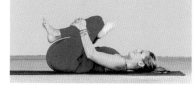

启动核心力量，解开扭转姿势。眼睛往上看，膝盖往胸口靠近，左脚掌踩地，右脚踝外侧放在左膝与大腿连接之处。勾右脚，大脚趾远离身体。双手在左大腿后侧十指互扣，将左大腿带往胸口，加深右边的开髋动作。尾骨往垫子的方向伸展，在此停留十个呼吸。完整的串联是做完一到四种体式，再换另一边。

髋部较紧：如果你的髋部比较紧，双手无法在大腿后侧互扣，请用瑜伽绳。

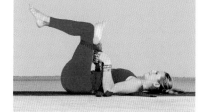

47

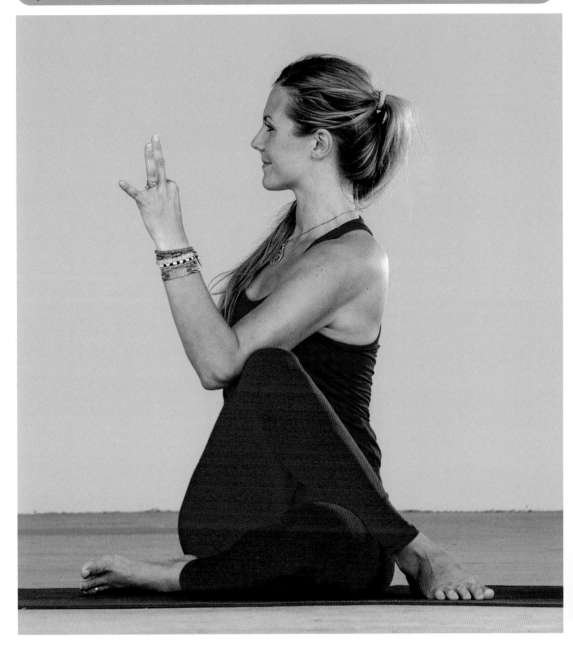

来到坐姿，双腿往前伸。弯曲右膝，右脚板踩在左大腿内侧，接着右腿跨过左腿，将脚底板压在左大腿外侧。弯曲左膝让左脚跟靠近右髋外侧。开始往右边扭转，右手带到身体后方，两边坐骨往下扎根，头顶往天空伸展。将左手肘卡在右膝外侧，视线转向右肩膀。停留五个深呼吸，慢慢解开姿势，换一边再做。

双鸽式（Agnistambhasana / Double Pigeon Pose）

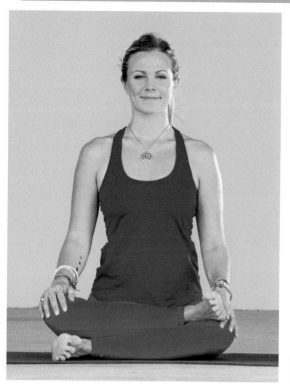

1. 来到舒适的坐姿。左小腿骨与垫子前端平行，右脚踝放在左膝上，右膝在左脚踝上，两边小腿骨交叠。这个姿势的舒服程度要取决于你髋关节的开展度。如果上面的膝盖距离下方脚踝很远，请在膝盖下方垫一条折叠毛毯作为支撑，或是来到较为温和的吉祥坐姿（Sukhasana，请见下图）。小腿骨与垫子前方越平行，髋的伸展会越深。两脚内勾，将脚板外缘推离身体，拉开姿势，换一边再做。

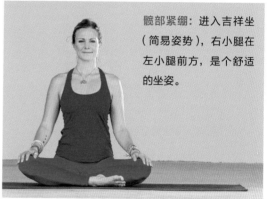

髋部紧绷：进入吉祥坐（简易姿势），右小腿在左小腿前方，是个舒适的坐姿。

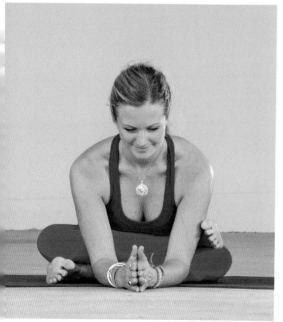

2. 吸气伸展脊椎，吐气前屈，手指往身体前方伸，远离身体。放松脖子，让自己多点空间。找到额头休息的位置——可以垫一到两个砖块，或是双手交叠，也可以用额头触地。停留十个呼吸，交换两腿的位置，再做一次。

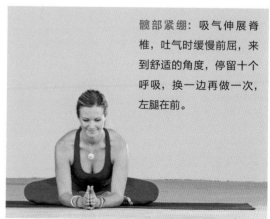

髋部紧绷：吸气伸展脊椎，吐气时缓慢前屈，来到舒适的角度，停留十个呼吸，换一边再做一次，左腿在前。

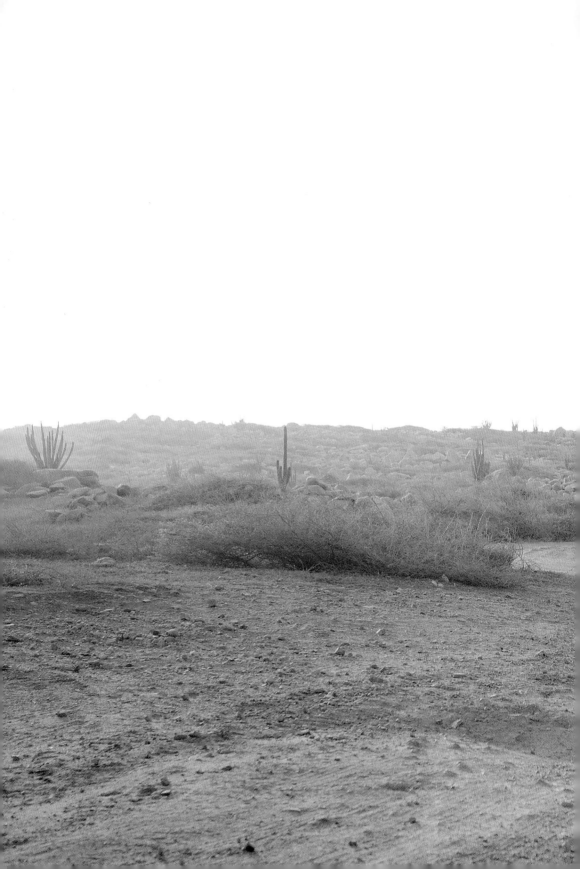

第 3 章

游荡未必是一场迷途

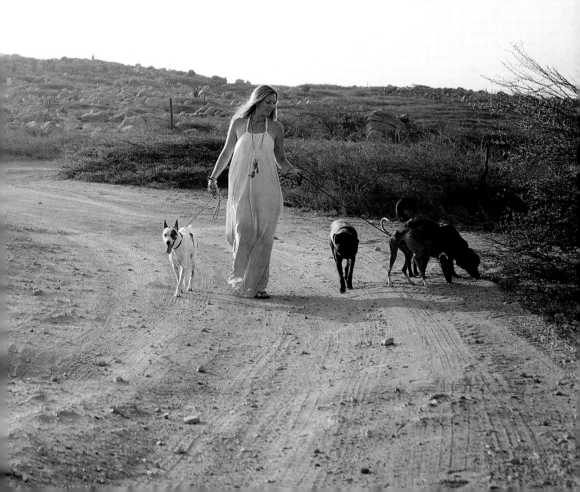

机会一直环绕着我们，

只要相信，

我们就能看到机会。

当我第一次买了前往哥斯达黎加的机票，头也不回地离开瑞典时，才十九岁。因为那时的我急着想看看世界，所以这并非经过深思熟虑的决定。还记得母亲含着泪对我说："我觉得你永远不会回来了。"她说的不全对，但也不算错。

我知道自己想要跑得远远的——很远很远，也知道自己该加强西班牙语的学习，只是还不清楚自己真正想去哪里，于是决定先跟两个朋友一起来趟长途旅行。原先计划前往哥伦比亚，但到了最后一秒决定改去哥斯达黎加。飞机降落的那一刻，我感觉自己到了一个很特别的地方，虽然原本计划是在中美洲各处多走走多看看，但到最后我们一直待在哥斯达黎加，未曾离开过。旅行十天后，我们在多米尼科落脚，如旅游指南上所说的，这是一个小村庄，"悠闲的冲浪小镇，而且伴随着饶舌歌手史努比狗狗的调调"。我立刻爱上了这里，起先是爱这个地方，后来是爱上了一名男子（当然啦！），生平第一次开始感觉自己属于某个地方，而这里就是我应该待的地方。一天一天地过去，慢慢地，我开始发生了改变。我把在瑞典静心中心学到的冥想技巧搬过来，运用在生活中：我非常早地起床，在太阳还没出来的时候就会到沙滩上走一段很长的路。我会找一个美丽的地方坐下来，尽可能地练习冥想。刚开始时觉得很困难，我得不断提醒自己专注于呼吸。但过了一阵子，一切都变得简单多了，就像自然地呼吸一样，我不必刻意进入这个状态，因为当我坐下来，闭上双眼后，冥想就自然而然地发生了。几个星期过后，我会在早晨和晚上利用至少三十分钟冥想，有时更久。我记得有个朋友对我说："我看到

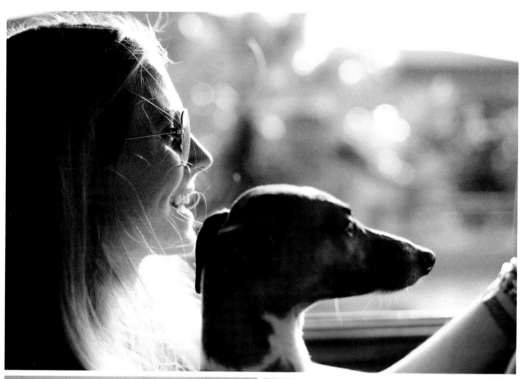

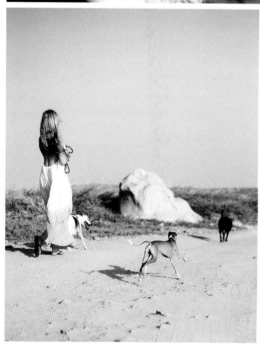

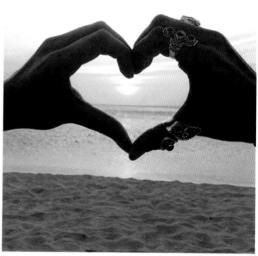

第 3 章　游荡未必是一场迷途

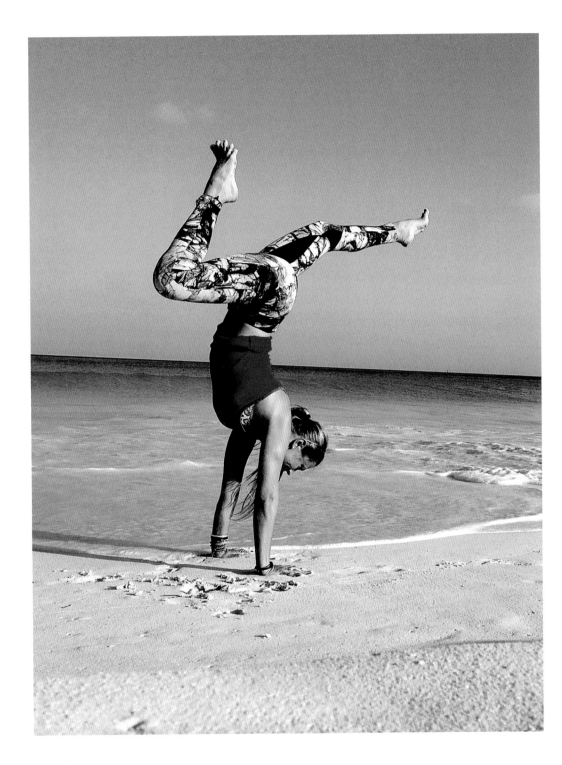

54

你在沙滩上静坐，刚好有件事想问你，但又不想打扰你。过了一会儿，你身旁聚集了不少大人、小孩，只是你好像没注意到。一个小时过后，太阳下山，天色变暗，蚊子也来了，而你还坐在那里。"

我待在这样合宜的空间，冥想是如此的自然。回顾生命中这些日子，我情不自禁地微笑起来，生活可以如此的简单。我没有稳定的工作，也没有钱，有些时日我会去当服务生，有时会在酒吧工作，空档时间则会在潜水用品店打工，但我绝大部分的时间都花在沙滩上、瑜伽垫上，还有冲浪上。几个月后，我回到瑞典，打包一切物品，买了单程机票回到哥斯达黎加。这回我的背包上绑了一张瑜伽垫。

几年前我在泰国度假时，头一回接触到瑜伽，但自从我学会了冥想，便不知怎么回事，深深地迷上了这流传五千年的生活方式。我在哥斯达黎加上了这辈子第一堂正式的瑜伽课后，更是喜欢得不得了。这位瑜伽老师是我在雨林健步时遇上的，课程内容跟我在泰国上课时学到的截然不同。或许是我自己的转变让一切变得不一样了？身体在缓慢移动，一个接着一个的体位法转换，直到课堂结束前的挺尸式，一股平和之感充盈了我的心，这是未曾有过的体验。于是我开始固定每周前往镇上一间小型瑜伽教室上几次课。跟着不同老师学习，也尝试各种不同形式的瑜伽，但没有固定修习哪个派别，也没有固定跟随的老师，只是纯粹喜欢身体跟随呼吸流动的感觉。对我来说，这就是动态冥想。每天晚上，我在自己租来的沙滩小屋里练习。我会在厨房地板铺上瑜伽垫，不管姿势正不正确，只是跟着感觉移动。我可以感受到身体逐渐柔软，练习到开髋与开胸的姿势序列时，每每泪流不止。因为多年来我都没好好地照顾自己，让身体累积了这么多压力！借由瑜伽，我的过往也一点一点地拆解、散落与重新整合，我找回了失联多年的内心。没多久，我便完全爱上了这种生活状态，期待回到瑜伽垫上的每分每秒。

我的需求不多，但却无比快乐。在某些日子的早晨醒来，我得决定早餐是先给自己还是我领养的小流浪狗基拉。虽然大多时候是基拉赢了，但我非常乐意。我在哥斯达黎加待了两年半，这段时间里我学到了何谓真正的快乐。过去，我的时间都花在改善自己的"形象"上，忙着思考如何找事做以填满我的一天：我得先化出精致的妆容，打扮得美丽动人，采购新衣裳，跟对的人交朋友，保持身材曼妙，如此这般。但当我一层一层剥去自己堆砌出来的模样，看到真实的自己时，我领悟到，原来这一切都不是绝对必要的。我的快乐未曾来自这些外物或情境。快乐是从内在生成的，来自自己看待世界的态度，并非取决于无法掌控的外在因素。于是我逐渐地把焦点放在我的内在感受上，不再担心别人怎么看待我。只要继续练习冥想，持续享受生活，生活就会引领我到我该去的地方。我深深相信这简单的道理，所以再也没有出现什么值得烦心的事。如果放手让所有的人事物自由运作，那么一切就会如我所愿地实现。

比方说，在哥斯达黎加待了一年半后，我去了一家餐厅当服务生。当时我单身，一个人住在海边的小屋里，毫无生活目标，但每天都非常快乐。只是餐厅老板是个恶劣的女人，从见到我的那一刻起，我们就完全不对盘。她会口出恶言，逼我加班却不给加班费，也不让厨子为我准备素食餐点。所以我得连上十二小时班，却几乎没东西吃。我不以为意，心里明白这是她的问题，不是我的问题。于是我继续工作，跟其他员工融洽相处，也跟来到镇上的游客维持不错的关系。我越是快乐，老板就越是易怒。这家开在冲浪小镇的餐厅小有规模，但在我进餐厅几个月后，她开除了我，理由是那天我穿了深蓝色而不是黑色的裙子（因为我唯一的黑裙子正好拿去洗了）。她当着所有员工的面对我大骂，要我滚，因为我穿的衣服让餐厅"蒙羞"了。真要问我感想的话，我会说这也太夸大了。但当时我并没生气。在那一刻我体会到，随着生命的流动，看到所有事物美好的一面，并不代表得任凭别人践踏。我奉行的生活哲学之一就是，不占人便宜，也绝不吃亏！

隔天日出时分，我在沙滩上静坐了整整一小时，暗自决定这一切真是够了！我不要再替那个女人工作，我已经准备好要迎接崭新的事物，只要是能负担水电费的工作就可以，因为我夜里靠着蜡烛照明已经好一阵子了。但我能做些什么来改变现状呢？当时是旅游淡季，而且那几个月每天下午都下雨，几乎没什么游客前来。我买不起机票离开，没有积蓄，也没有值钱的物品。但我始终相信会有机会上门，我会有所创造。我相信生命会眷顾我。一直如此！于是从静坐之处抬头看着天空，我大声说道："宇宙，我准备好迎接新的一切了，来吧！"

那天傍晚，我照常去餐厅上班。因为老板稍早来过我家跟我道歉（或说是要我回去工作，因为人手不够，所以我就当这是道歉）。那时我也没别的赚钱渠道，所以就回去了。当晚值班时间过了一半，来了一组顾客，八到十人。我负责他们那桌，听到他们聊起永续发展，还有什么重新造林计划。我对这个题目很有兴趣，便加入他们的谈话。刚好这些人已经用餐结束，所以邀请我跟他们一起坐下。我已经不在乎老板怎么看我了，当时餐厅里也没什么客人，便跟着坐下。其中一名客人为我倒了杯酒，我们开始聊起来。原来他们都在同一家公司工作，那家公司拥有这一地区的许多山林与土地，正打算盖一个豪华的生态度假中心，希望能募款帮助哥斯达黎加的穷困地区。这个计划听起来真是令人兴奋，背负着使命感的有钱人要起身改善这个世界。我们谈了整整一小时。

没过多久，那个执行长问我："那么你呢？你在这里快乐吗？"我想了一下，立刻回答："不，我以前很快乐，但就在今天早上，我决定要做点不一样的。"

57

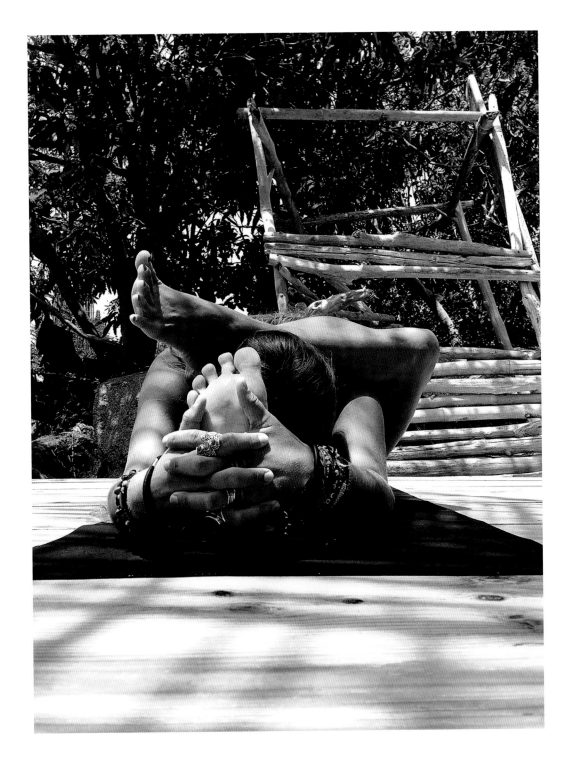

瑜伽陪你越变越好

他回应道："何不来替我们工作呢？这听起来可能很夸张也很突然，但我们目前还没看过任何履历表，我们只雇用志同道合的人——有很好的能量，跟我们目标一致，这是我们希望共事的人选。你想来工作吗？我们需要有人帮忙，维持团队的健康，处理旅行跟物流这些事宜。"

"你开玩笑吗？"我问。"不是的！"他答。那么……好啊！

我走进餐厅办公室，扯下围裙，对着老板非常戏剧化地把它甩在地上。电影里总是这样演，这也是我一直想做的事。"我不干了！"我说，然后便转身出去。两天后，我搭机前往橘郡，筹划一场会议，与高阶主管讨论上百万美元的投资计划。这可不是编的，一切就这样发生了，正如我所说的。他们付给我很高的薪资，比我过去赚的还要多，我的工作是维持团队健康、规划餐食，还有一般的个人助理工作。我也在这个时期教起瑜伽。虽然过去我没受过师资训练，但我从自己的练习过程中培养出直觉力与不少知识，于是在早晨带领团队做一些温和的瑜伽。

真是太棒了！跨出教瑜伽的第一步，点亮了我内在某个难以触及的地方，这感觉非常非常重要。虽然多年后我才以瑜伽为业，而当时我并不明白初次的教课经验多么重要。那时我只是跟着公司往返于哥斯达黎加与美国，我的生命突然如此不同，而我做的不过是要求一些变化而已！

我还记得第一次跟这些人前往美国的情景：坐在一辆保时捷跑车里，沿着圣地亚哥附近的太平洋海岸公路一路开去，享受着拂面的微风与阳光，我这才发现，一星期前我连电费都付不起，也没有钱买点像样的狗食。现在我居然在这里，一切的发生如此自然，可以说是水到渠成。如果我想改变生活，我就能改变生活；如果我追求丰盛，那么我可以创造出丰盛。一切都掌控在我的手中。

这个经验改变了我的一生，也内化为我自己的人生哲学：我们能完全决定自己的快乐。人生不是发生在我们身上，而是为我们而发生的！让自己成为外在环境的受害者，就会不断吸引让你受害的外在经验。相信宇宙的善意，相信生命有能力将我们带到该去的地方，创造出自己想要的生活。我从来不在意金钱、物质或任何"成功"的形式，我只重视快乐。但我没想到其他的事物也会跟着快乐一起被吸引过来！快乐不是来自外在，只要容许快乐从内心滋长，就能吸引正向的经验。试图强迫让事情发生，批判他人的生活方式，或为了过去而不停地自责，不可能带来快乐。

机会一直环绕着我们，只要相信，我们就能看到机会。

大约过了一年，我觉得已经心满意足，就想离开哥斯达黎加。毕竟我在这里待了快三年，学到很多，也交到不少亲如家人的好朋友。只是我心底总觉得，这世上还有很多值得发掘的事物。我跟一位好朋友同住，还有我们的狗。但我还是天天静坐，花很多时间跟山里一家公社打交道。生活就像旋风一样，如此美好。就这样过了三年，我心中又出现之前的念头：我已经准备好迎接下一段伟大的经验了。离开公司后，我还是跟大家保持良好的关系，用我赚的钱继续旅行。

我先在加州待了一阵子，然后去了俄勒冈州的波特兰，最后回到瑞典与家人共度圣诞节。我还是保有哥斯达黎加的房子与一切（当然还有我的狗），我的计划是在圣诞节后回去，思索下一年该做什么。在瑞典时，父亲跟我说："3月时，我想带你小妹去度假，你要不要一起来？"

"我不确定。"我回答。我已经在瑞典待了一整个月，开始想回多米尼科了。

"我想多跟你相处点时间，不如我们找个靠近哥斯达黎加的地方，这样你飞回去就不用花太多钱？"

"好啊！"我说，"这没问题，你们想去哪儿玩？"

"瑞典新开了航线直飞阿鲁巴。听起来如何，跟我们度假两星期，你再回哥斯达黎加？"

"阿鲁巴？"我说，"那是哪儿啊？"

第 3 章　游荡未必是一场迷途

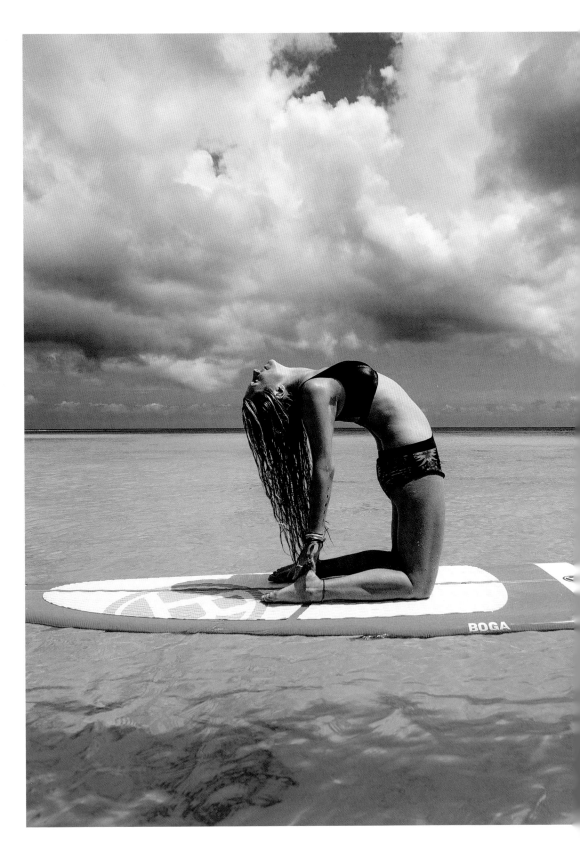

爱的洞察

- 静心、静心，一直保持静心，直到学会放下所有害怕失去的事物。

- 跨出去，别害怕，跟随你的直觉，让它带领你。

- 你一定没问题的！当你勇于相信生命的力量时，它将会带领你到你该去的地方，到时候金钱与物质会来到你身旁。如果我们生活在恐惧中，等于创造了紧张的能量，会阻止你渴望的事物发生。担忧，则等于祷告让我们不乐见的事物发生。专注于你想要的，而不是老想着你害怕的状况。

- 不占人便宜，也绝不吃亏！

- 想要什么，便向宇宙提出要求。如果你不知道这辈子想要什么，怎么可能创造出梦想中的生活呢？写下你想创造的一切事物，越详细越好。主动跨出每一步，提出你的要求，带着爱与清晰的目标。

- 发掘世界，从一路上的经历中汲取智慧。生命就该是一场冒险！

不占人便宜，也绝不吃亏！
我们都在承担自己的幸福。
人生不是发生在我们身上，而是为我们而发生的！

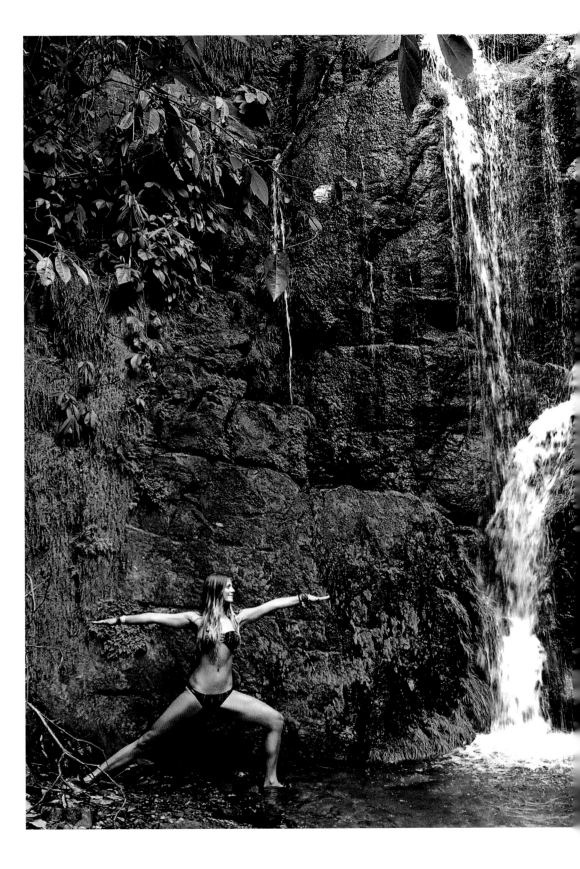

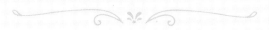

牛油果酱

洋葱半颗，大蒜四瓣，熟透的大牛油果两颗，柠檬半颗榨成汁，盐与胡椒少许。

将洋葱与大蒜切成碎末，放到中型碗里，加进牛油果与柠檬汁。可以先试试味道。压碎、搅拌（我喜欢用马铃薯捣泥器）后佐以盐与胡椒调味，即可食用（牛油果酱就是要做好了，马上站在厨台前享受）。

每个星期我都会做这道牛油果酱。因为我喜欢浓稠结块的感觉，所以我会加入很多大蒜，但不会添加传统做法里会用的番茄，如果牛油果酱是搭配玉米片食用的话，请注意玉米片本身就含盐分，千万别加太多盐！也可以将牛油果核放进牛油果酱里，那么酱料就能存放久一些。

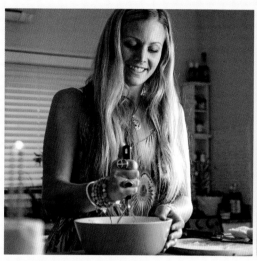

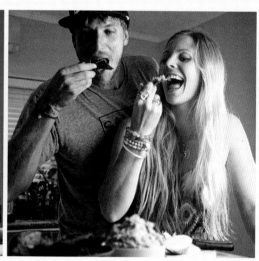

人间美味豆泥

芝麻酱半杯，大柠檬一颗榨汁，鹰嘴豆一罐（约430克），橄榄油两大匙，大蒜一瓣，海盐与辣椒粉少许。

将芝麻酱与柠檬汁倒入食物料理机或高速搅拌机，混合均匀。加入鹰嘴豆、橄榄油以及大蒜，再次均匀混合。搅拌过程中可能得停下来几次，重新搅打，确保所有食材都能混合。加点海盐与少许辣椒粉。如果你喜欢口

感柔滑的豆泥，可以加入几大匙水。

我喜欢豆泥，也爱用豆泥当作蔬菜蘸酱，因为它能搭配各种菜肴，也很适合搭配沙拉或三明治。用好的食物料理机做起来会更容易些，但高速搅拌机也一样适用。如果你想做出更美味的豆泥，可以先将鹰嘴豆去皮，这样吃起来会更柔滑顺口。

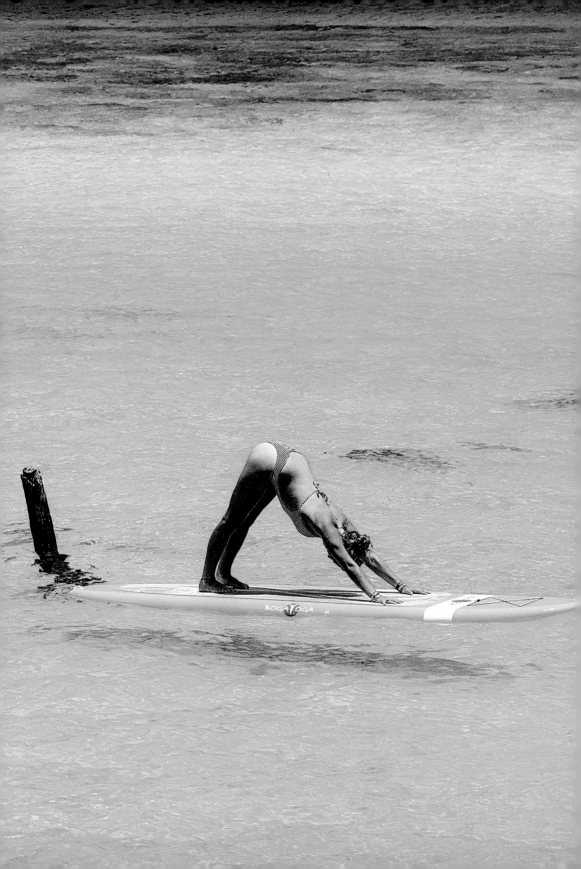

核心、平衡，与肩膀锻炼

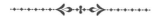

　　好的核心强度对身体健康很重要，也是瑜伽练习的关键之一。因为下腹支撑着下背、脊椎以及内脏器官。如果下背疼痛，很可能需要强化自己的核心，增加腰椎部位的支撑力。我们的核心也是自信心的所在以及安度此生的根基。

　　一套完整的瑜伽序列可以加入本章，或是单独挑出来练习。想象一下，启动腹部肌肉，将肋骨下缘内收向脊椎方向，连接腹横肌。

　　脖子与肩膀是很多人累积压力与紧绷的位置，如果花太多时间坐在计算机前，这些练习可以带来很多益处。甚至可以在办公桌前练习！坐在椅子前缘，保持脊椎伸展，手边放一条瑜伽绳或皮带，以备不时之需。

　　我很喜欢瑜伽练习带来的好处，它可以让我保持正确的姿态，就算步下瑜伽垫也同样优雅。"肩膀往后往下"或"伸展脊椎"这些常听到的瑜伽指令，在日常堵车或是在超市排队结账时都一样适用。

　　我们需要平衡生活的各个方面，而瑜伽垫就是培养平衡感最好的起点。将双脚稳定扎根，让自己长高，同时不致失去生活中的平衡。

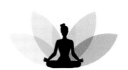

抬腿（Lig Lifts）

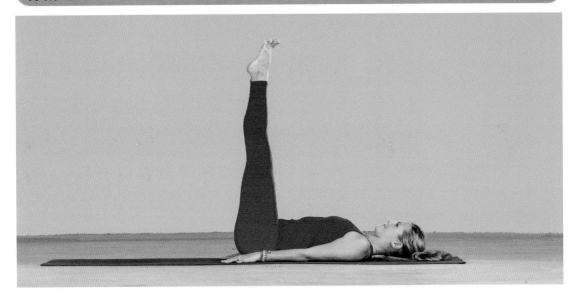

1. 躺在瑜伽垫上，双腿伸直抬向天空，脚踝来到臀部正上方。趾球推向正上方，双脚脚趾分开（也可称为勾脚趾），这有助于启动大腿内侧以及整条腿的肌肉。左右大脚趾互碰，手臂放在身体两侧。吸气。

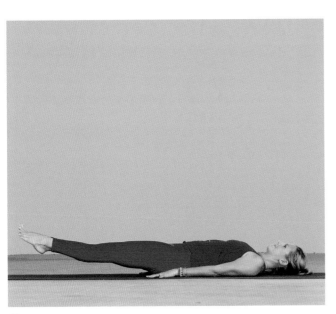

2. 吐气时双腿降低，靠近瑜伽垫，但悬空，不着地。始终保持大脚趾互碰，后脑勺与肩膀留在瑜伽垫上。启动核心肌群！

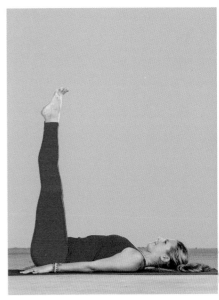

3. 吸气时再度抬起双腿。重复越多次越好（比方说二十次），保持呼吸节奏稳定，跟着吸气与吐气的节奏动作。

瑜伽陪你越变越好

船式与半船式（Navasana and Ardha Navasana / Boat Pose and Half Boat Pose）

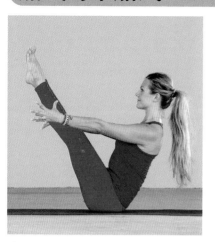
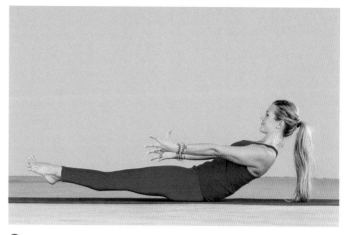

1. 采取坐姿，脚底踩瑜伽垫，脚趾往坐骨方向尽量靠近，接着抬起双腿，向上伸展，启动大腿内侧，身体往中线集中。将身体重心放在两边坐骨前方，远离尾骨，保持脊椎伸展，心口上提。注意下背不要拱起。

2. 身体放低，从船式转为半船式。肩胛骨下缘上提，离开地面，双腿靠近地面但悬空。手臂往前伸展，借由收紧肋骨下缘，向身体中线集中来启动核心。吐气时回到船式。吸气时再度来到半船式。吐气回到船式。跟着吸气与吐气，重复五到十次，或是尽量多几次，但避免从后背使力，也不要让后背拱起。

船式的变化式（Navasana，Variation）

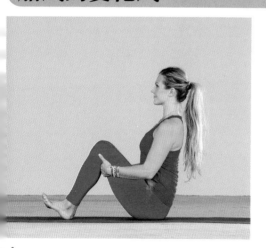
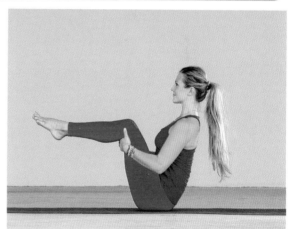

1. 如果刚开始学习船式，尚未完全建立核心力量，可以选择让脚跟留在瑜伽垫上，以这个姿势停留几个呼吸，同时伸展脊椎。虽然保持静态，但还是要感觉到核心正在为自己出力！

2. 如果腿后肌群较紧，或是在船式中无法伸直双腿，可以做这个小腿与地面平行的变化式。膝盖弯曲，吸气时降低双腿，吐气时回到原来位置。

核心练习：鹰式的变化式（Eagle Variation）

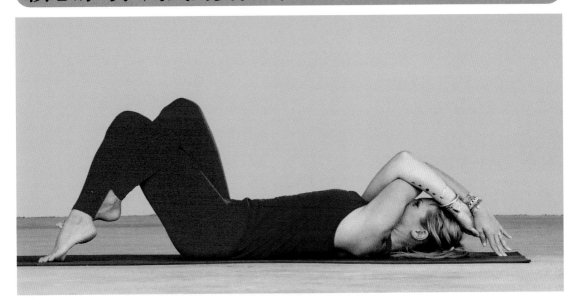

1. 躺下，右腿跨在左腿上方，右脚勾住左脚踝。手臂往两边伸展，与身体垂直，接着手臂在身体前方交错，左手肘在右手肘上方。可以在此将两手臂互碰，或进一步让两手掌心互推。脚趾留在瑜伽垫上，手臂伸展过头，直到手指碰触到瑜伽垫。

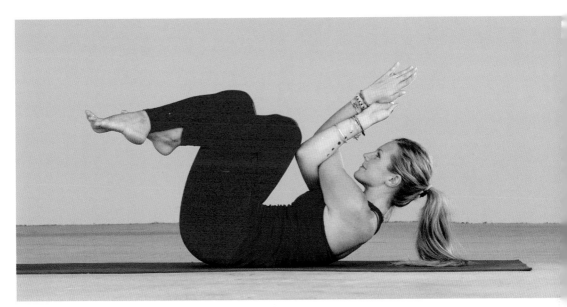

1. 吐气时抬起双腿与双臂，让膝盖与手肘互碰，将肚脐拉往脊椎，感觉下腹启动。吸气时放松，手指与脚趾回到瑜伽垫。吐气时再次让手肘膝盖互碰。重复十次，然后手臂跟双腿交叉的位置互换。

坐姿颈部伸展 (Seated Neck Stretch)

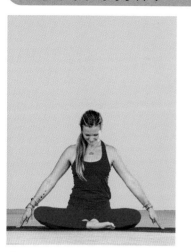 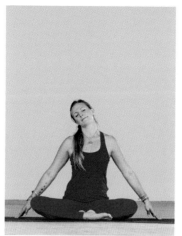 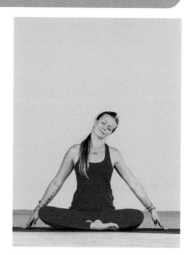

1. 来到舒适坐姿，如果下背敏感，请在坐骨下方垫上折叠的毛毯。坐直坐高，手臂往两边伸展，指尖接触地面。手指往两边走，尽量远离臀部，但始终碰触地面。头往下垂，看向双脚，下巴收向胸口。

2. 温和地将头部往右倾斜，让右耳靠向右肩。头缓慢移动，保持下巴微收，深呼吸。

3. 再次将下巴带向胸口，温和地将头靠向左边，用呼吸为脖子紧绷的部位创造空间。将头由左往右，由右往左移动，但不要让头往后倒。

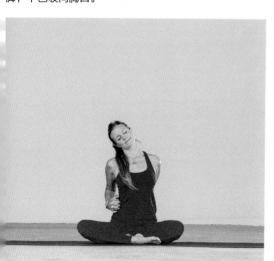 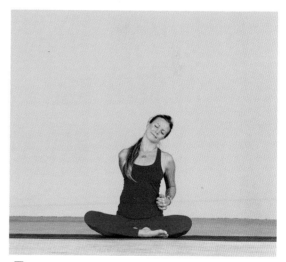

4. 头回到中间。十指在背后互扣，手臂在背后伸展，手掌互推。将双手尽量带到右边身侧，右手肘往内带。放松肩膀，温和地将头靠向右。停留片刻，将气息送到脖子有感觉的部位。

5. 换一边再做一次。吸气时手臂在背后伸展，手掌互推。将双手尽量带到左边身侧，温和地将头靠向左侧。停留片刻，做几个深呼吸，回到中位。

71

坐姿伸展肩膀式 (Seated Shoulder Stretch)

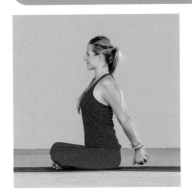
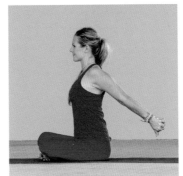
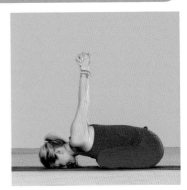

1. 双腿散盘的坐姿，双手在身后十指互扣。手臂在背后伸直，脊椎伸展。

臀部紧绷：如果臀部与肩膀较紧绷，可以利用瑜伽绳及瑜伽砖帮你进入姿势。

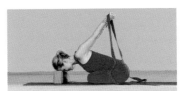

2. 手臂举高，尽量远离地面，保持肩膀往下，远离耳朵。

3. 启动核心，可以的话，上身前屈，前额接触到瑜伽垫，同时将手指带向后脑勺的方向。停留五个呼吸，再回到坐姿。交换两腿位置，让另一条腿在前，同时交换双手互扣的位置，让另一个拇指在上，再进行前屈。

坐姿鹰式（Garudasana / Seated Eagle）

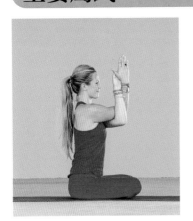
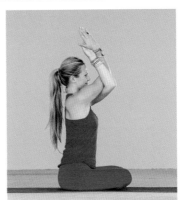
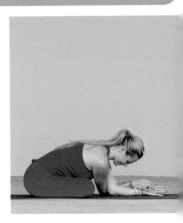

1. 散盘坐姿，吸气时手臂往两边伸展，吐气时给自己一个拥抱，右手肘在左手肘上，手臂交错，接着让手背互贴，或手掌互碰。双手来到脸部中央前方的位置，放松肩膀，脊椎伸展。

2. 吸气时，抬起手肘，让手指尖往天空进一步举高。

3. 吐气前屈。吸气时起身。重复五次，再前屈并停留几个呼吸。在上背中段创造空间，深吸气，将气息送到肩膀部位。准备好之后，身体恢复正位，将左臂换到右臂上方，交换盘腿的位置，再重复上述动作。

牛面式手臂（Gomukhasana arms）

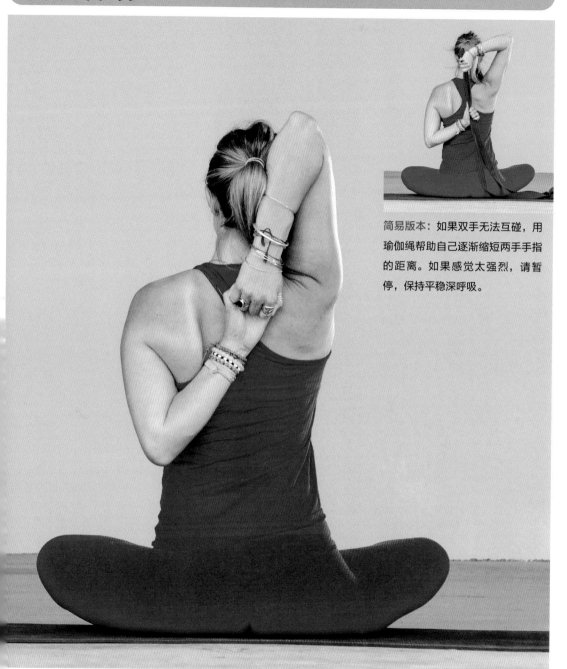

简易版本：如果双手无法互碰，用瑜伽绳帮助自己逐渐缩短两手手指的距离。如果感觉太强烈，请暂停，保持平稳深呼吸。

右手臂往上伸展，左手臂在身后往上，两手肘弯曲，双手手指互相靠近，可以的话，手指互握。右手肘指向上方，左手肘指向地面，停留五到十个呼吸，换一边再做。

树式（Vrksasana / Tree Pose）

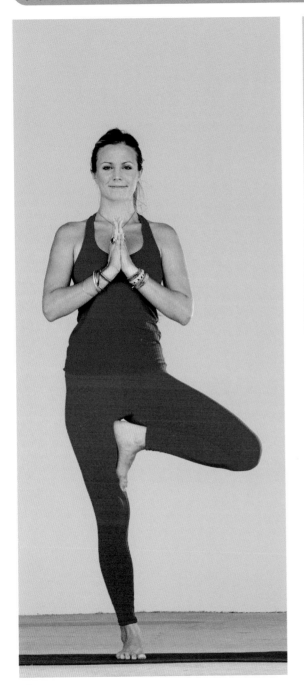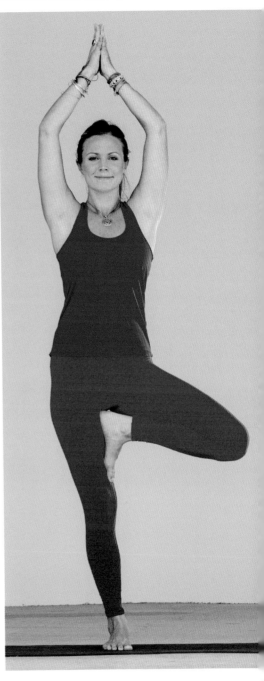

来到站姿。将身体中心移到右脚，左腿离地，将左脚跟踩在右大腿内侧。手来到胸前合十，左膝盖指向左侧，但将左腿前侧对准前方。找到平衡，停留十个呼吸。换一边再做。

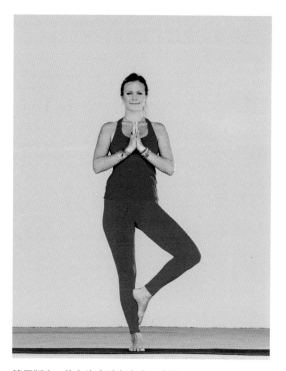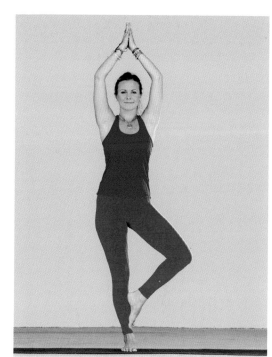

简易版本：将左脚底贴在右小腿内侧。

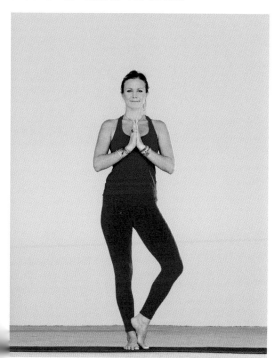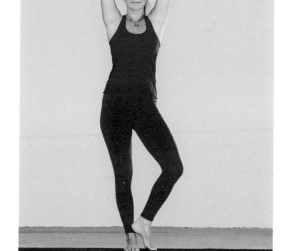

初阶版本：将左脚跟贴在右脚踝内侧。

手抓大脚趾单腿站立式 （Utthita Hasta Padangusthasana / Extended Big Toe Pose

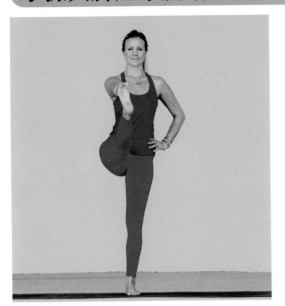

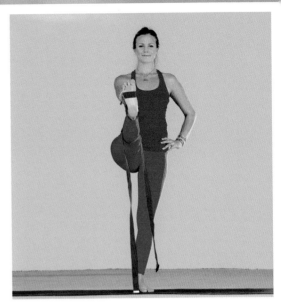

1. 来到山式站姿。将重心移到左脚，弯曲右膝靠近胸口。用右手食指与中指勾住右大脚趾，然后右腿慢慢往前方伸直。右臀稍微往下，与左臀水平，启动大腿内侧肌肉。

简易版本：如果腿后肌群较紧，可以利用瑜伽绳。将瑜伽绳绕过右脚趾球部位，再延伸右腿往前。让瑜伽绳帮助平衡，放松手肘，肩膀往后带。

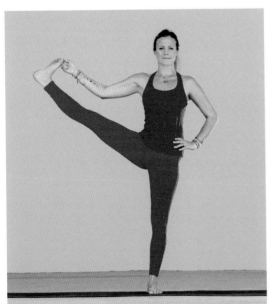

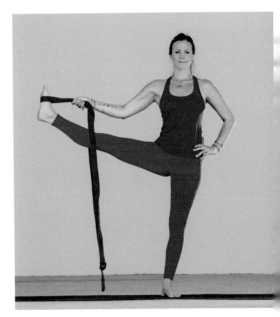

2. 右腿往右侧伸展，尽量让两边骨盆保持水平，髋骨前侧面对正前方。

简易版本：用手握住瑜伽绳两端，再将右腿伸向侧边。

瑜伽陪你越变越好

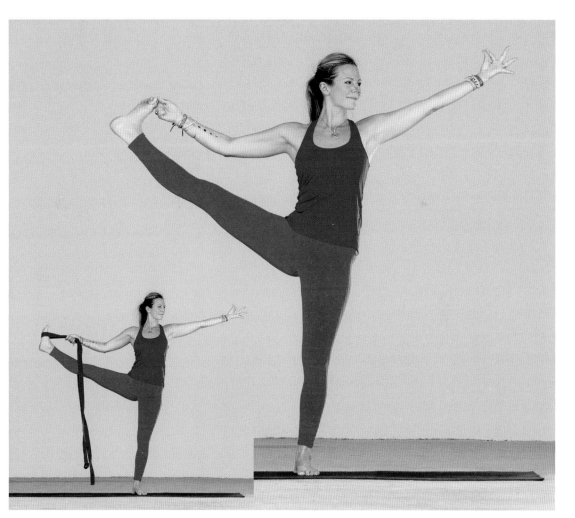

3. 往左看，强化自己的平衡。

练习瑜伽时请穿着舒适的衣服。通常我会穿弹性裤或瑜伽裤，搭配贴身背心，外罩大领口的T恤。这种穿法，在做下犬式时不会被衣服盖住头，而且流汗时可以脱掉一件。课堂结束，觉得有点冷的话，就可以把脱掉的那件穿回来。

最重要的是要感觉舒适又能自由活动。请记住，大尺寸或有拉链的衣服会妨碍活动与躺下，所以请找一条装饰不过于繁复的紧身裤。如果练热瑜伽会流很多汗，就很适合穿排汗快干加工材质的衣物（功能性瑜伽裤还能在大汗淋漓时加强手平衡的能力）。如果练习的是比较温和、不太会流汗的瑜伽，那么如棉与竹纤维等会是令人感觉很舒适的天然材质。在家中练习的话，甚至可以试试裸体瑜伽！裸身练习是个全然解放的经验。爱自己的身体，想想身体每天为自己做多少事。

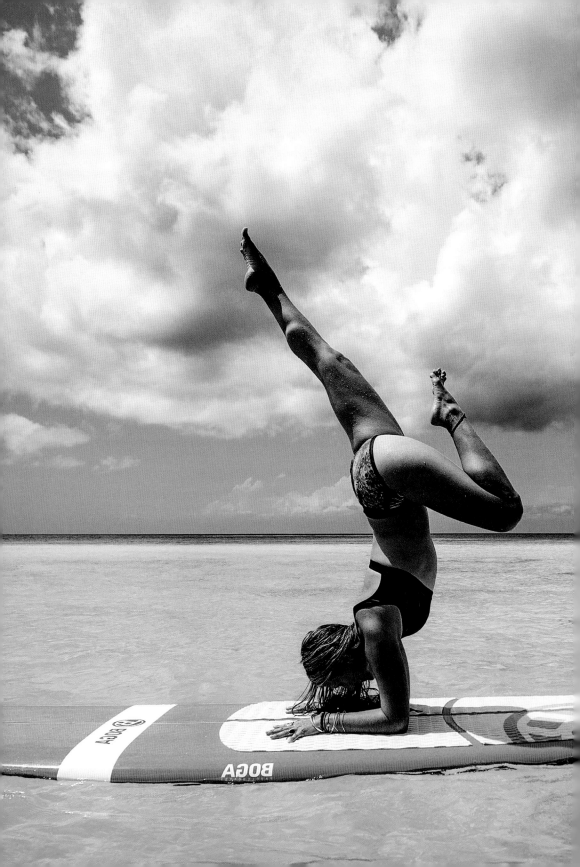

第 4 章

身体是灵魂的居所

每个人的身材，

都是好身材。

我与家人一起从瑞典飞往阿鲁巴，打算在那里度假两个星期，再回哥斯达黎加。在此之前，我从没去过阿鲁巴。这座加勒比海小岛的美景实在令人着迷。

第一天，我在夕阳时分到沙滩上静坐，沿着岸边散步，心想，如果能租到冲浪板，我就可以在附近海域找个好的地点冲浪。于是我逢人便问哪里有冲浪店，有人告诉我镇上有家冲浪店。

第二天，我招了辆出租车去找那家店，果真找到了。我推开门，迎面撞上一位非常高大、金发碧眼、身穿冲浪短裤的英俊男子。"嘿！"他说。我也想回一声"嘿！"，但不知为何，这话硬生生卡在我喉咙里，我居然一句话也说不出来！我觉得自己的脸越来越红。怎么回事？我会为了跟陌生人开口而紧张吗？这对我来说很不寻常。通常我不会这样不自在，面对冲浪同好更加不可能。这人是谁呢？后来我知道他名叫丹尼斯，是阿鲁巴人，也是这家店的经理。我在里面待了一小时，只想和他说话，但又觉得很尴尬。总之，这个人就是有些特殊之处，甚至使我紧张不安，我不知为什么会这样。后来我离开那家店，回到旅馆，想想这本来就是个愚蠢的点子。为什么要去认识一个阿鲁巴人呢，我又不打算回到这里？

接下来整整一个星期，我每天醒来的第一件事就是想到这个名叫丹尼斯的家伙。我无法理解，这人我根本不认识啊！一个星期过后，我总算鼓起所有勇气，回到那家店。

80

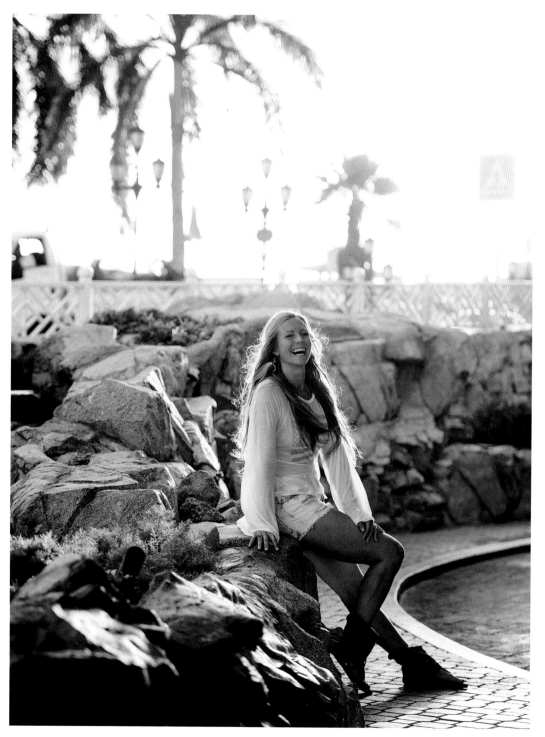

81

结果那天没营业。隔天我又试了一次。我从未花心思去吸引哪个男人的注意，我的情感关系都是自然而然发生的。在这座我第一次造访的加勒比海小岛，追求一个陌生人，完全突破了我的舒适圈。这回店门是开着的，但他不在。我又开始紧张，但也不想跟他朋友打听，所以我在里头磨蹭了很久，买了一堆自己不需要的东西。

他终于出现了，相当随意地打招呼，但没有走过来跟我说话。可能是因为我脸红，只管盯着地板上的一点吧！所以，我又是一句话也说不出来，也不明白自己出了什么问题，于是我赶紧付账离开，漫步穿过露天商场。此时我突然觉得有人在后头盯着自己，转身一看，他就在那里，倚在店门口，头发凌乱，满脸好奇。我深吸一口气，送他一个大大的微笑，转身继续走。

他从后头跑过来："嘿！再过二十分钟我就下班了，接着要去冲浪。我知道我们不认识，但你愿不愿意一起去呢？"

"好。"我答道，"我愿意。"

四年半后，我再次说了"我愿意"，这次是回答另一个全然不同的问题，身边围绕着亲朋好友，我光着脚丫子，身穿白色长裙。丹尼斯的头发还是乱糟糟的，脸上依旧带着好奇的神情。现在我们在阿鲁巴北部海岸定居，还有我们的狗。从开始到现在，真是波折重重！当时我在阿鲁巴刚与丹尼斯共度五天假期，便回到哥斯达黎加。只是我最好的朋友告诉我，我必须马上回阿鲁巴去。因为身旁的人都看得出来，我找到了生命中的挚爱！就这样，在还没想清楚前，我便搭上飞机，跟认识不过几天的人开始共度余生。当你遇到时，你就知道了！

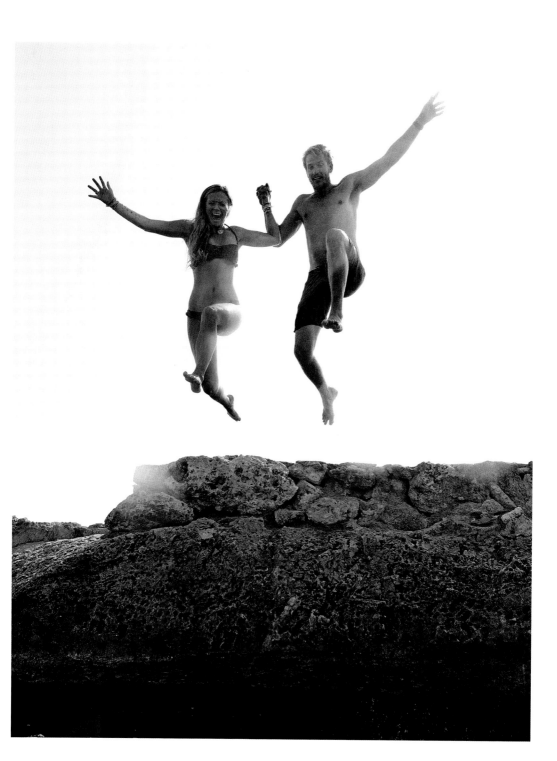

第 4 章　身体是灵魂的居所

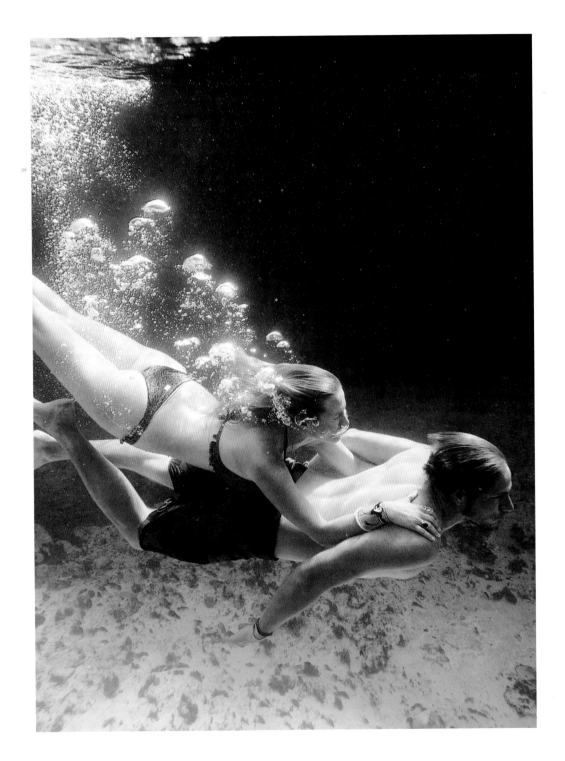

84

瑜伽陪你越变越好

搬到一个新的国家，离开我的房子，改变我的生活，其实是轻而易举的事。只是我未曾和谁相处得如此自在过。所以，从一开始我便很清楚，我们是注定要在一起的。第一天交往我们就住在一起，之后就一起生活，现在也是如此。

就在阿鲁巴，我这辈子第一次感受到安稳，那种从某处浪游至另一处的强烈渴望再也没出现过。和丹尼斯在一起，感觉像是回到了家。在这个时候，我也开始转业，朝着成为一名全职瑜伽老师的目标前进。

现在的我没有工作，也没有工作证，但我已不想上晚班，不想当服务生，或是到处打零工，我要的是实质的东西，属于我自己的成绩。于是我想到的只是我想教瑜伽。在前一年上班的公司里，我教过瑜伽，也有朋友上过我的课，只是我从来没有正式教过瑜伽。现在的生活像一张空白的新页，我意识到我可以做到！我能决定自己的幸福。我想要什么样的生活？岛上并没有所谓的瑜伽社群，于是我想办法找到了一位在自己家里授课的女子。先是在课堂上协助她，管理她的小工作室，接着我很快就看到瑜伽在这座岛上有很大的发展潜力。

我开始研读所有找得到的瑜伽书，这时我的瑜伽练习已经从灵性修习进入身体层面。一般人通常是先从身体的练习开始，接着才进入灵性的修习。但我的方法是反过来的，我一直保持冥想的习惯以及各种呼吸法的练习。因为我天生有脊椎侧弯及骨盆不正的问题，所以从十几岁以来便受到背痛的折磨。后来又碰上车祸，还有激流泛舟意外，更是搞得我脊椎到处都是毛病。因此，我对纯粹的身体练习始终裹足不前。除了一直不敢尝试进阶的瑜伽体位法，我也不敢动得太快，但经过几年的温和练习，我觉得自己准备好要更进一步了。

我开始每天在家练习，除了让自己专注，还多了个目标：流汗。我会站上垫子，跟着身体做身体想要做的任何动作，如果哪些姿势触发背部问题，我也不再逃避，而是停留在这个姿势里久一些。我学到如何拿捏体位法的深度，也逐渐强化核心力量，而不是过度使用身体。过去我之所以受到背痛的困扰，核心力量不够是原因之一。过去，我一直避免强而有力的运动，总觉得这些运动会触发我的旧伤。但实际上这正是我最需要的练习。关键是要对身体非常有耐心，一步一步慢慢来。如果我马上让自己进入充满强度的练习，可能的结果就是增加疼痛的部位。现在的我会聆听自己身体的需求，由它带领着我做接下来的每一步练习，而这个原则也是我现在授课的重点。

我鼓起勇气将海滩毛巾充当瑜伽垫，在一棵小葡萄树下的某家旅馆前的沙滩上，教起瑜伽。如果来了三四个学生，下课后我会乐得晕乎乎的，还打电话给丹尼斯，告诉他："今天来了四个人！"我对着电话尖叫，"四个人！来上我的课！"

每天晚上我会试着将准备讲解的体位法排序先写下来，以减轻教课时的紧张感。但我每次都惨遭失败，因为这根本是行不通的。即便是现在，在看到当天课堂的情况后，我多半会放弃事先准备好的授课内容，当场另创一种新的流动序列。因为唯有来上课的人能让我清楚地知道接下来要教些什么。如果我不清楚来上课的人是谁，也不知道这些人的能量流动，我是无法备课的。

刚开始教课的阶段，虽然每堂课多半进行得不错，我知道该说什么口令，也喜欢带领学生进入长长的挺尸式。但我实在是太紧张了！所以我总是一早就胃部紧张地开车到教课地点。有一天，我们教室后面的旅馆老板也来上课。"我一直听说你在教瑜伽，大家都说你很厉害！"他说。显然我的瑜伽课有了口碑，连人在美国的旅馆老板都听说了。

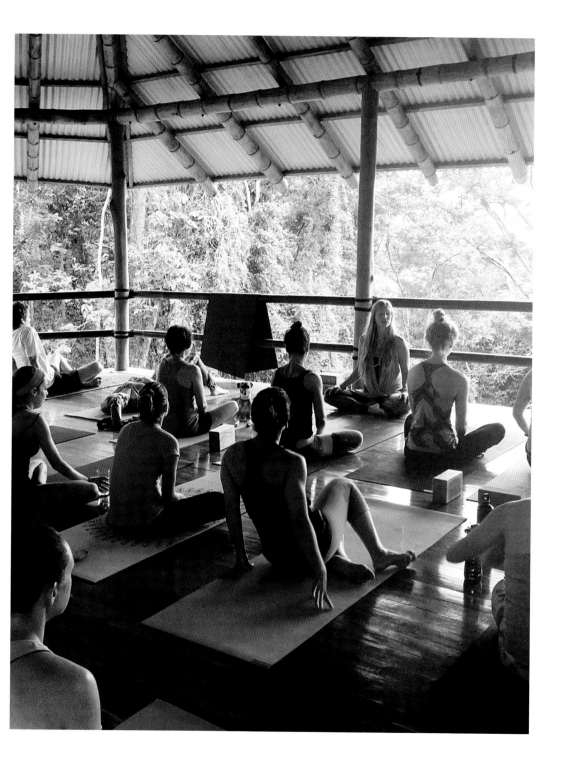

第 4 章　身体是灵魂的居所

下课后，他邀请我共进早餐，我还没多想，便被请去当旅馆内部的瑜伽老师，定期教授瑜伽课。我想，如果要认真当老师，当然要先确保自己够专业，于是报名参加了第一个师资训练课程。因为我已经有一些教学经验，又自学了瑜伽排序以及解剖学知识，所以在完成第一个两百小时的师资训练后，我信心满满。后来我的实质研修都来自工作坊、训练课程以及追随世界各地的优秀老师，还有让自己沉浸在瑜伽世界里。当然，我的学生也教了我不少！

这座岛上的瑜伽社群开始扩大。我增加了课堂数，也邀请海外的老师来度假中心带领僻静营。很快，两年过去了，我一周教授二十四堂课，大多是流动瑜伽，但也有冥想、修复瑜伽以及桨板瑜伽（SUP Yoga，站在水中浮板上的瑜伽课）。课堂规模变大了，而我也拼命用功，要成为更好的老师。

一直以来，我在瑜伽垫上努力练习。通过修复瑜伽来疗愈自己，改善柔软度，并且利用动态练习来强化肌力，所以我的背越来越健康。我锻炼出不少肌肉，甚至开始练习倒立。手倒立、头倒立、前手臂倒立以及其他从来不敢想象的进阶姿势，都慢慢进入我的练习，而且越来越容易做到。到目前为止，我们养了三条狗，通常我会在课堂的空档带狗去散步，在沙滩上跑步，每天继续练习有强度的流动瑜伽。这样的感觉好极了，只是当身体的运动量越多时，越是发现我真的很饿！

我非常喜欢食物，也热爱烹饪，而且吃下去！但在哥斯达黎加生活的第一年，我就成了严格的素食主义者。我严格执行纯素食已经六年之久，绝对不碰半点或任何可能带有动物成分的食物。我说的严格，是真的严格——如果锅子煮过任何肉类或乳制品，我就绝对不用，不管洗过多少次都一样。我的室友曾经因为我不要屋里出现任何动物制

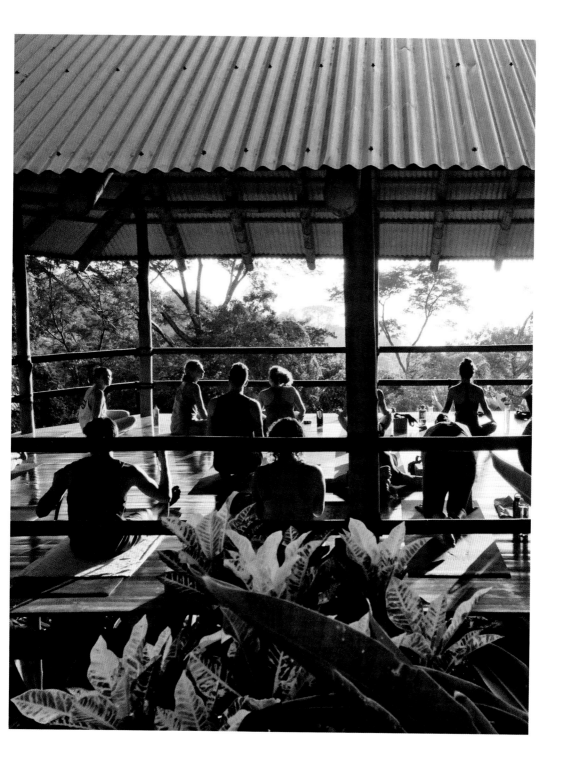

第 4 章　身体是灵魂的居所

品，便偷偷地在床底下藏了好几罐鲔鱼。真的，我是个超级纯素食主义者！因为这种饮食生活让我觉得最为健康，也是我日常的生活目标。不过我也学到应该放下这些标签。

我喜欢跟周遭的人分享我的素食观点，而且是大肆宣传。只是讨论肉食造成的健康隐忧以及屠杀动物背后的道德议题并不是餐桌上的好话题。所以，把自己贴上标签，归类于某个群组，最后就很难走出来。我对瑜伽教学越来越投入，自我练习以及教课时数增加时，我觉得自己需要更多的营养。如果我住在容易买到健康食品或到处都有农夫市集的地方，也许我会继续坚持素食主义者的标签。但在阿鲁巴当个纯素食者是件困难重重的事。

现在的情况好多了，但在当时，阿鲁巴没有素食餐厅，没有健康食品商店，也没有农夫市集，什么都没有！尤其是当我发现自己已经执着于坚持纯素饮食这件事，准备晚餐这件事就成了考验。逛超市时我甚至会生一肚子气，觉得货架上没有半点适合我吃的东西。我跟丹尼斯因此吵过架，觉得这是我们在岛上生活的最大缺憾。

过了好一阵子，我才明白自己应该转向另一种较为宽松的饮食方式。只是刚开始真的很艰难，因为我非常执着于自己是"纯素食主义者"这个标签。然而，时间久了，我开始试着吃一些奶酪，然后是一些酸奶，接下来是一点点冰激凌。自从放宽对饮食习惯的坚持，我发现自己整天都充满活力，也不必为了自己吃进什么而感到压力。毕竟一点点冰激凌不会毁了你一生，但是罪恶感做得到！

在这件事上，我体会到保持健康跟照顾身体是个心态问题。过度执着于自己吃进去的食物，其实是在为自己创造一个苛刻而充满批判的环境。在这样的环境里，我们没有

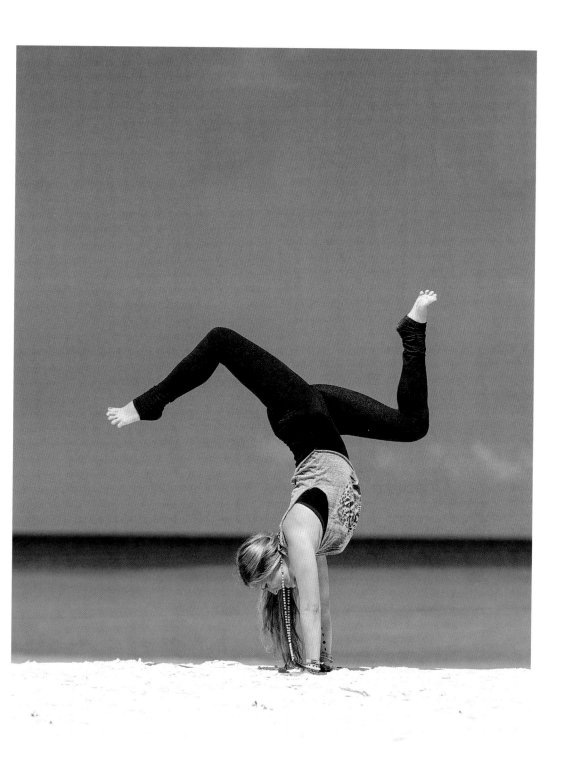

第 4 章　身体是灵魂的居所

空间创造自己需要的幸福；想要身体健康快乐，就得带着健康快乐的思考与角度看待身体！爱你的身体，意味着去爱身体的每一部分，而不是唯有符合自己的想法才能去爱，也不是等到你创造出"完美"体态才能爱自己的身体。

当然，想要找到适合的运动及饮食方式并坚持下去并不容易。不过，经常锻炼自己，遵循严格规律，套用特定饮食模式之后，要爱自己的身体并不难。之所以会如此，也是因为内心深处始终觉得自己不够好，让自己落入了社会期望的模式，而社会也告诉我们应该如此做。但这种爱不够完整，也不真实。这是头脑要我们相信自己是快乐的，因为我们可以控制自己的身体。一旦失去控制，故态复萌，吃下甜点，懒得运动，或是没有做到维持身材、让自己快乐的任何步骤，那一刻你便会自责。

认为自己不够好，不是爱自己的表现。对着镜子，只看到缺点，也不是爱自己。只为了改变身材而运动、节食，更不是爱自己。我并不是说运动对我们不好，恰恰相反；重点是我们看待自己的方式必须改变。想要找到适合自己的运动及饮食方式并坚持下去，不是最困难的事；真正的难处在于，彻底接受自己，知道自己一点问题也没有。你很好，而且比你想象中的好！你现在的模样，已经很美了。

我要说，改变吧！别再以为你必须改变自己的身体才能爱上自己。比如，等我减个九公斤，就会安心快乐了。这是不正确的，请反过来思考。应该是先爱上你的身体，你才有办法改变它。如果运动是因为自己不够完美，那么运动这件事就带着负面意义，会衍生负面效果，进而影响你的各个层面，包括心智、身体和灵魂。试想一下，盯着镜子里的自己，咬紧牙关在跑步机上运动，这对身体有好处吗？再试着想一下，如果嘴里吃着美味的食物，心中毫无喜乐，这对身体好吗？

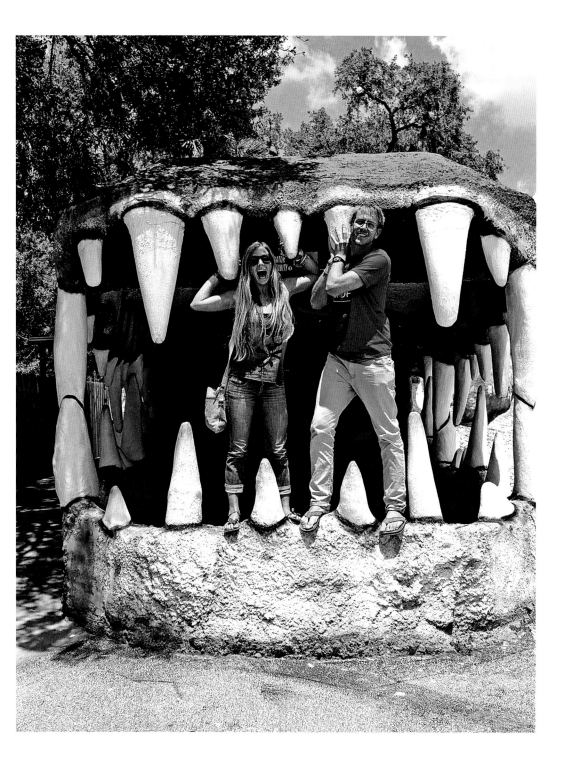

93

多想一想吧！

为什么一定要保持苗条、体态合宜或是肌型完美？为什么我们总是或多或少觉得自己目前的状态不够好？谁告诉我们一定得维持体重秤上的某个数字才能得到快乐？什么时候规定我们得长成某种模样，才能安心快乐地做自己？没错，我们追求健康，也想要感觉良好，只是我们周遭的世界充满了不切实际的期望，根本没有人能符合这些标准。虽然我们对好身材的想象都不一样，但我的定义是，每个人的身材，都是好身材。现在的身体模样，就是好身材；你的双腿能带着你走遍全世界，嘴巴能为你发声，你的心能感受，双手能触摸。身体本身就是个奇迹。你自己原本的样子，也是个奇迹。请这样对待你自己，如此一来，运动以及健康的饮食习惯才会随之而来。别再批判你自己！唯有真的爱上自己的原来面貌，我们才会好好照顾自己的身体。身体是灵魂的居所，所以我们必须停止与他人比较，开始爱自己的真实面目。

我们都是精力充沛的人。你送出什么，最终它们都会回到你身边。如果你不希望自己的生活都围绕着体形好坏，你就得理解这个道理，并且从内在做出基本的改变。（毕竟这在万物皆有的大架构下显得多么微不足道！）瑜伽很好，但也有可能练习错误——欠缺正念的练习，绝对像在跑步机上咬紧牙关的效果。站上瑜伽垫时，你与身体同在吗？还是依旧活在脑子里？你能感受当下吗？还是你只着重于做好下一个姿势，赶快进到下一步？我们的脑子可以将一切转化为小我，所以我们才需要一再回到爱的原点。

瑜伽的优点在于强调接受，强调爱，不论年龄或体形，每个人都可以练习。不管是疲倦还是活力充沛，不论早上还是夜间，只要你能呼吸，就能练习瑜伽。伤害我们的事物，最终是存在脑子里的，而不是存在身体里，这是每天练习瑜伽的助益。也许你重达

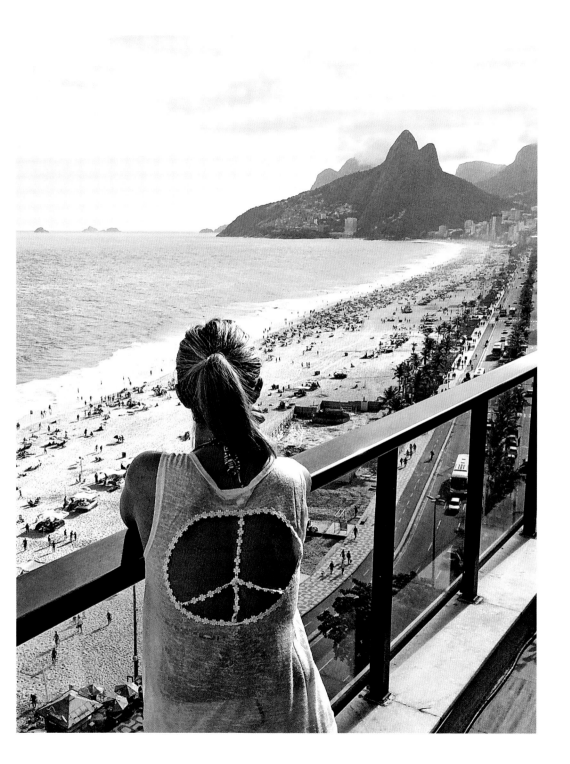

95

四十几万公斤，但光是这一点不会让我们不开心；让我们不开心的是脑子接收事实的角度。思考才是伤害你的主体。当你说"我应该"或"他们怎么可以"或是"如果……就好了"时，这就是让我们感到不安的主因。练习瑜伽能够沉淀思绪，让我们从这些毁灭性的思考模式中解脱出来。

过去我总以为自己不够好、不够瘦、不够聪明、不够漂亮，所以我一直在寻找下一样能让我变得更好、更瘦、更聪明、更漂亮的"东西"。如此一来，我才能感到快乐。现在我总算明白，外在的事物永远不可能修补内在的缺憾。就算我成了超级模特儿或是世上最聪明的人，我的脑子永远会找到下一样需要修补的事物。因此，我们应该寻找内在的平衡与幸福，而不是向外索求。运动是好的，照顾身体健康也很好，但必须带着正念进行。一旦我们理解自己已经够美、够聪明、够完美，接下来一切就会水到渠成。

当我们是发自内心爱惜自己的时候，一整天下来，我们会自发地做出各种决定来疗愈自己的身体。我们会自然而然地伸手拿取水果，而非糖果，并且移动、打坐、冥想，吃下对我们有益的食物。然而这些决定，就是来自平衡。

我花了很长时间才在生活中找到平衡。虽然每一天我仍会有挣扎的时候，比如，我想躺在床上尽情吃巧克力，但谁不想呢？相信我，有时我真会这样做，但这有什么关系呢？只要这些日子不会主宰你的生活就好。找到让你快乐的事物，接受生活的起伏，并且记得：一切都会过去。保持内在与外在的美丽，爱你的身体，爱你的灵魂，这才是重点。

近来，我已经完全放下自己的纯素标签了。我吃的东西包括全食物、蔬菜、水果、

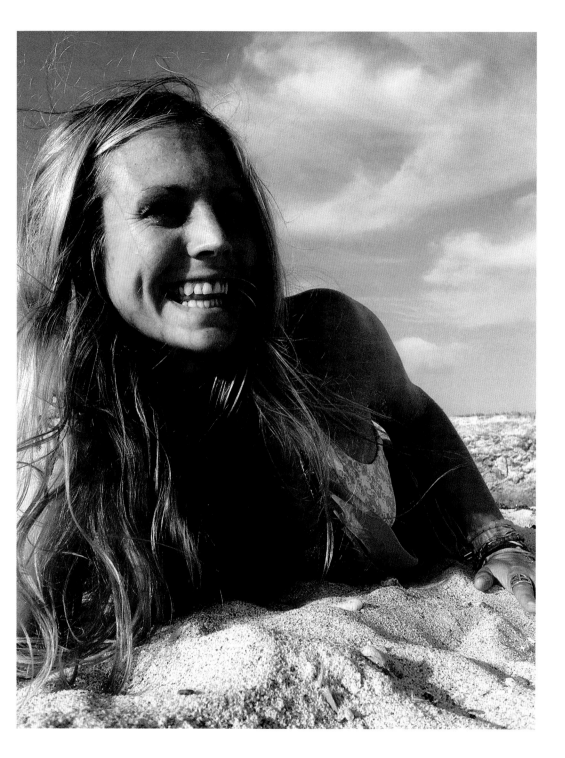

97

谷类跟豆类。我也吃意大利面、面包、奶酪、巧克力、冰激凌，任何你想到的都吃。我知道问题不在于吃进身体的食物，而是我看待身体的方式。如果我在乎的是爱自己原来的模样，自然会选择对自己好的食物。我不再自称是纯素食者或素食者，因为这不会让我自满于自己的饮食方式。我需要的只是感到满足！我知道大量健康、非精制的全食物能带给我平衡与快乐，所以我会努力朝这目标前进。但也不代表我不吃甜点，所以有时我会笑着说，晚餐的亮点就是甜点哪！我真这样认为。生活就是要来享受的，别阻断生命中美好事物的发生。只要聆听自己的身体，你就会知道自己需要多少甜食。如同每件事，平衡才是一切的关键。

每天利用肯定句，吸引你想要的美丽事物来到生命中。肯定句是正面的语句，可以是关于自己的，或是关于当下情况的，来帮助我们调整自己的想法、感受，以及理解所处的环境。肯定句会增强你对自己在生活中有所表现与创造的信念。就像如果你希望减少压力，可别说"我想要减少压力"或"我想要找到平静"，而是肯定自己"我很平静"。想象你渴望的状态或事物已经存在当下此刻，这是很强的力量，能转化生命。下面是几句美丽的肯定句，每天都可以用到：

"我是个生命美好事物的磁铁。我能吸引美丽的经验、品质以及情境。爱、和平、丰盛以及喜乐，都来到我身边。一切好的发生，都流向我，而我毫不犹豫地接受一切。我是自由的，我受到祝福，我是完整的，我就是一切。"

"我很强壮。我具备了改变与扭转一切挑战的力量。负面能量会远离我，因为我选择邀请爱进入我的世界。如果恐惧来到我的生命里，我会以内在力量来转化，将恐惧化为爱的力量。我很强壮，我知道生命的一切挑战都是来自宇宙的爱的提醒，让我连接内在的力量。需要的时候，我会不假思索地使出我的力量。"

瑜伽陪你越变越好

爱的洞察

- 稳定你的根基。建立你的基础，在稳定的立足点上，勇于迎接所有的冒险。

- 对身体保持耐心！

- 即便看不到梦想如何实现，你也要着眼于美梦成真的信念。你可以不知道眼前的下一步，但要有能力往前走。

- 别被各种食物的标签卡住了！进食能让你的身体与灵魂感到快乐。

- 你现在的样子已经很完美。别以为改变身材就能快乐些，这不过是表面功夫。潜藏于底的是什么呢？你到底有了什么才会快乐？

- 专注于身体为你做的事，而非身体看起来的模样。

- 着眼于你认为的缺点，只会继续放大它。请专注于自己的美好。

- 吃得好，适当运动，是合乎情理的。先爱你的身体，（需要的话）再着手改变身体。

- 重要的是健康与幸福，而不是你的臀部塞进牛仔裤的模样。

- 爱你的身体，爱你的灵魂。

生活就是要来享受的，
别阻断生命中美好事物的发生。

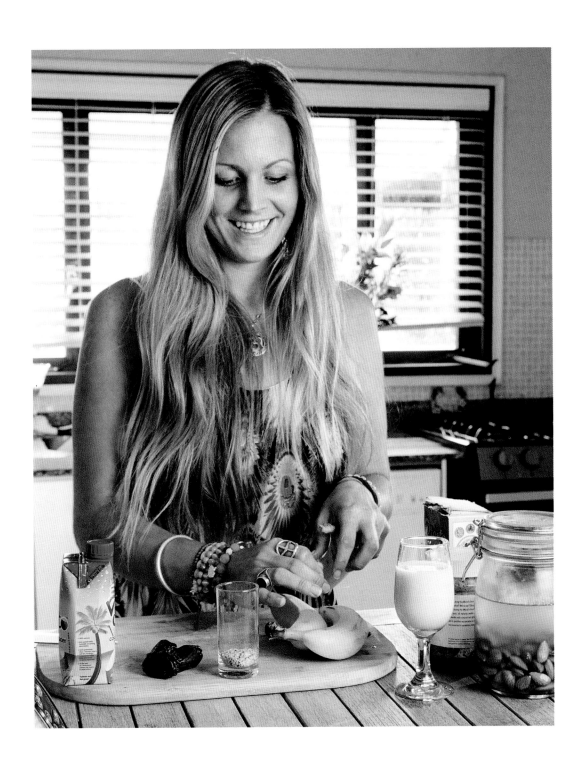

瑜伽陪你越变越好

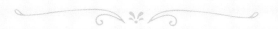

素食椰子生巧克力派

有机椰奶一罐（约380克），融化椰子油半杯，生可可粉两杯，喜马拉雅山盐少许，无糖椰子丝半杯，枫糖浆八大匙。

制作椰子奶油时，将椰奶放在冰箱冷藏一夜，或至少几小时。打开罐头时，椰汁沉在底部，表面则会浮着一层厚厚的奶油。这就是你要使用的"奶油"！

将椰子油、可可粉、喜马拉雅山盐、五大匙枫糖浆以及椰子奶油混合在碗中，搅拌至滑顺为止。其中一半倒入平底锅，冷冻十分钟。同时，将剩下的枫糖浆与椰子丝混合，成为黏稠状。将平底锅取出，表面抹上枫糖椰子丝，再将剩下的可可混合物倒上去，冷冻三十分钟，就可以切片享用了！

用的椰子奶油越多，巧克力的口感会越接近牛奶巧克力。你也可以用其他食材（比方说杏仁酱）来取代椰子丝，巧克力里也可以添加坚果、葡萄干、枸杞等你喜欢的材料。

另一个增添巧克力风味的秘诀就是滴上几滴薄荷油。因为巧克力中有椰子油，会很快融化，请别放在室温下太久！

香蕉冰激凌

香蕉两根，枫糖浆一大匙，有机香草豆粉一小匙，杏仁碎末两大匙。

香蕉去皮，切块，放在密封容器内，送进冰箱冷冻十二小时以上。如果你渴望吃冰激凌，只要把冷冻香蕉放到搅拌机里，加上枫糖浆跟香草粉，搅打之后就完成了！刚开始，香蕉泥会粘在搅拌机内壁，但接着会开始融化，变成完美绝佳的冰激凌，柔顺又美味！撒上杏仁碎末，马上就可享用。你也可以替这"冰激凌"添加各种装饰：可可、杏仁酱、莓果、新鲜薄荷。任何想得到的都可以！

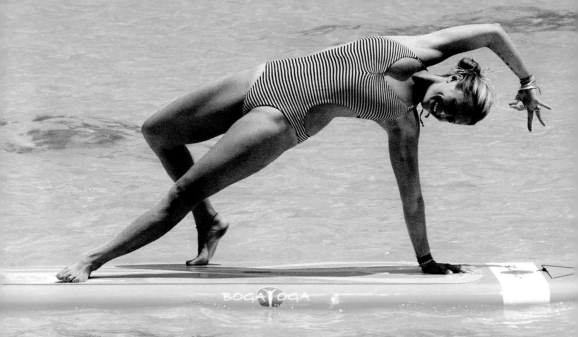

流动瑜伽与开心练习

串联就是流动，或者说是渐进的移动，将自己从一点带到另一点。流动瑜伽有时被形容为与呼吸同步的移动，也就是动作与呼吸合而为一。现在瑜伽课堂所说的Vinyasa，是指不同体位的串联，也是一连串的动作。就像本章节示范的一样，你会看到，第一章的拜日式就是串联的一部分。串联作为名词，是重复性的练习形式，常见于八支分法瑜伽与串联瑜伽。串联能强化身体的力量，展开胸部，产生并维持在垫子上练习的热能。

练习串联，维持姿势的正确性，十分重要。因为我们在课堂上会一直重复串联序列，如果姿势不正确，很可能会在鳄鱼式等体位法里受伤。唯有倾听身体，必要时调整姿势，才能找到适合自己的变化式。

后弯或是胸部展开的姿势，会完全地开心：打开心口。不论是身体还是情绪上都是如此。展开心脏后背的相对位置以及胸口，就等于为心创造空间，这会带来很大的好处与释放！练习后弯时，一定要将空间平均分散在脊椎的每一节上，专注于背后正确的位置。腰椎以及下背的位置通常比较有弹性，我们的训练目标应该是强化，而非打开空间。练习颈椎也是同样的道理。请将后弯练习放在最需要开展的脊椎部位：心脏背后的位置，也就是胸椎。这也是后弯被称作开心的原因，因为我们会真的打开心口。

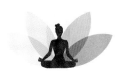

串联（Vinyasa）

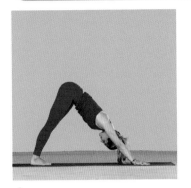 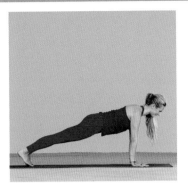 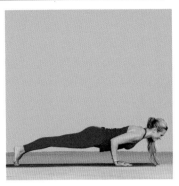

1. 双手与肩同宽，来到四足跪姿。肩膀在手腕上方，臀部在膝盖上方。趾尖点地，臀部往后往上推高，进入下犬式。调整手与脚的距离。双脚打开与骨盆同宽，从坐骨打开，脚跟推向地面。将拇指及食指压稳，手腕内侧扎根，手臂三头肌往后带，放松脖子，启动大腿内侧肌肉。

2. 从下犬式将身体重心往前带，进入平板式，肩膀在手腕上方，肋骨下缘收向身体，尾骨向脚跟伸展。用力推向地面，避免身体重量沉在两肩上。脚跟往垫子后方推，胸口往前带，启动核心与双腿力量。

3. 深吸气，将身体重心往前多带一些，超过手腕。吐气时弯曲手肘，来到鳄鱼式。肩膀与手肘同高，手肘在手腕上方，拇指持续推向地面。肋骨往内收，双腿有力。尽管停留在这个姿势有些费力，但请放松你的脸部表情跟脖子！

初学者的串联（Vinyasa for beginners）

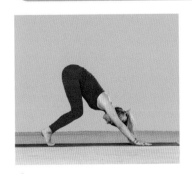 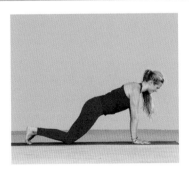 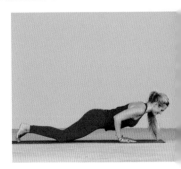

1. 手与膝盖在地面，来到四足跪姿。趾尖点地，臀部往后往上推高，保持膝盖弯曲。脚跟离地，胸口靠近大腿前侧，慢慢延长下背。手臂三头肌往后带，放松脖子。

2. 身体往前进入平板式，肩膀在手腕上方，膝盖回到垫子上。

3. 膝盖留在垫子上，轻轻将身体重量往前带，弯曲手肘，来到半鳄鱼式，膝盖跪地。肩膀、手肘、手腕成90度。启动核心力量。

瑜伽陪你越变越好

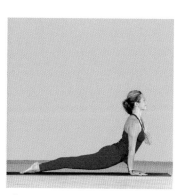

4. 吸气时用力将脚趾推向后方垫子，胸口上提，来到上犬式。脚背推向垫子，大腿离地，想象头顶是脊椎的延伸，慢慢将视线上移，但不要将颈子往后折。保持胸口打开，锁骨往两边伸展。

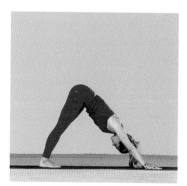

5. 勾脚趾，启动核心，将臀部往后往上带，回到下犬式。

除了瑜伽垫，还有一些辅助工具能加强瑜伽练习。我自己会用瑜伽绳、瑜伽砖以及毛毯，在家中练习。把这些辅助工具当作支撑，需要时就可以用。辅助工具不是拐杖，用它也不代表你的姿势做得不好，而是让你更容易进入序列，安全地深入某些姿势。正确使用瑜伽砖，不是说你的身体僵硬，碰不到地板，而是代表你能够觉察练习，并且专注于正确的姿势。我鼓励所有学生随时使用瑜伽砖。

做站姿平衡练习时，瑜伽绳可以帮助你拉伸手臂，加强肩膀与腿肌的锻炼。将毛毯折叠后可以垫在臀部下方，有助于冥想练习，或在练习结束时保持体温。

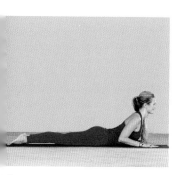

4. 身体前侧完全贴在垫子上，手掌落在肩膀前面一点的位置。

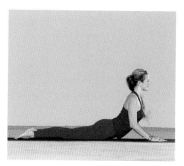

5. 手掌推垫子，胸口上提离地，来到眼镜蛇式。找到胸口与瑜伽垫之间舒适的距离，让你启动上背肌肉，下背也不感到疼痛。

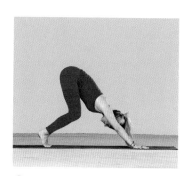

6. 勾脚趾回到四足跪姿，再回到下犬式。

狂野式（Camatkarasana / Wild Thing）

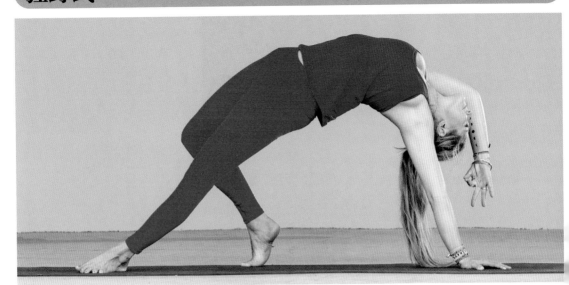

来到下犬式。吸气时将右腿往后往上抬高。弯曲膝盖，右臀往上翻。接着让右腿承重，下犬翻身，右脚趾球落在左膝后方的垫子上。感觉双脚扎根，从臀部上提，打开胸口，头部往下放松。深吸深吐，感觉这个美丽的开心姿势！启动核心，回到单腿举高的下犬式，放下右脚，接着换边。

桥式（Setu Bandha Sarvangasana / Bridge Pose）

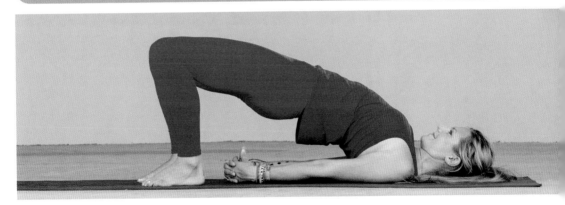

躺下，双脚并排与臀部同宽，踩着垫子。找到下背中立的位置，将两边大脚趾下压，吸气将臀部上推，尽可能推高但不要收缩或过度启动臀肌。十指在背后交扣，将两边上臂跟手肘相互靠近，手臂扎根，为心脏后方创造更多空间。头部不动。视线看向上方。启动大腿内侧，让膝盖保持在脚踝上方，不要往两边打开。停留五个缓慢的深吸深吐，放松双手，慢慢让脊椎回到垫子上。

轮式（Urdhva Dhanurasana / Wheel Pose）

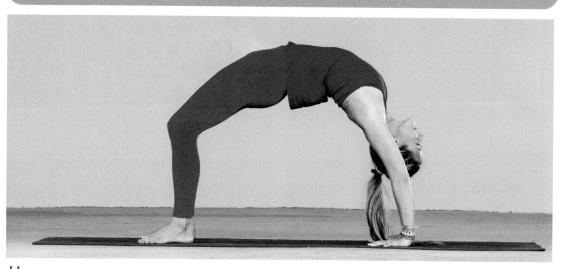

从桥式开始，手臂在两边身侧。接着手臂向上伸展，使手臂插进肩膀的接缝。肩膀往垫子方向固定。手掌反转，掌心压在耳朵两侧的垫子上，与肩膀同宽。手掌下压，将身体往上推高。先轻轻用头顶点地，手肘往内夹，胸口往手肘方向，最后完全推高到轮式。下巴稍微内收，放松脖子，完全启动腿部力量！停留五个深吸深吐。离开姿势时，先将下巴收向胸口，慢慢弯曲手肘，肩膀先回到垫子上，再将整个脊椎放回垫子上。记得进出姿势都要带着同样的正念，维持深呼吸。

骆驼式（Ustrasana / Camel Pose）

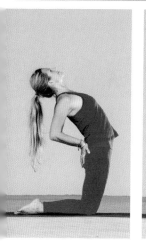

如果你碰不到脚跟，在双脚外侧各放一块瑜伽砖，让掌心有地方支撑。

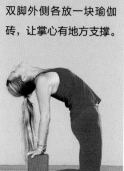

你也可以勾起脚趾，来做这个动作。

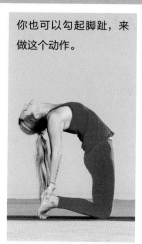

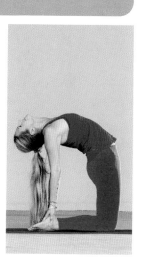

将瑜伽垫对折，膝盖跪在垫上，如果关节不舒服，可以再垫一条毛毯。两膝距离与骨盆同宽，膝盖在骨盆正下方。大腿内侧用力，后弯时臀部往前推，双手慢慢触及脚跟。你可能必须让臀部稍微往后，才能摸到脚跟，进入姿势后，请再将骨盆往前带。让头部往后放松，专注于颈部的空间，同时放松臀肌。停留五个缓慢的深呼吸，如果可以的话，再停留久一些。

第 4 章　身体是灵魂的居所

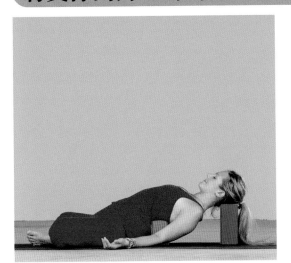
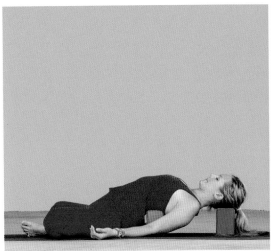
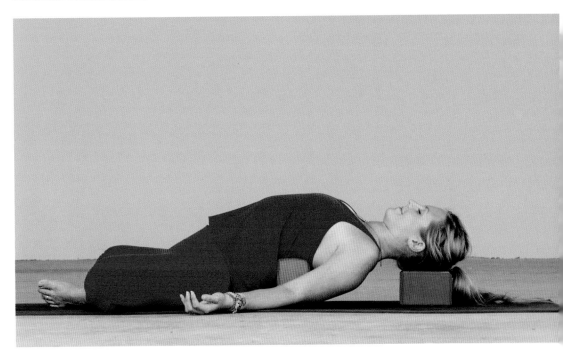

来到坐姿，准备两块瑜伽砖。一块横放在背后，与垫子短边平行，另一块与之垂直，放在约一个砖头距离的位置，一开始先竖高。躺下时，让两边肩胛骨边缘靠在第一块砖头上，后脑勺会落在第二块砖头上。可以调整砖头的高度，让后脑勺找到舒适的位置（最高，中等，或最低）。让双腿保持伸展，或是让脚掌互碰，膝盖弯曲到两边，只要感觉舒适就好。手臂垂在两边身侧，掌心朝上。深呼吸。停留一分钟，觉得舒服的话，可以停留得更久一些，准备离开姿势时，转到身侧慢慢坐起。

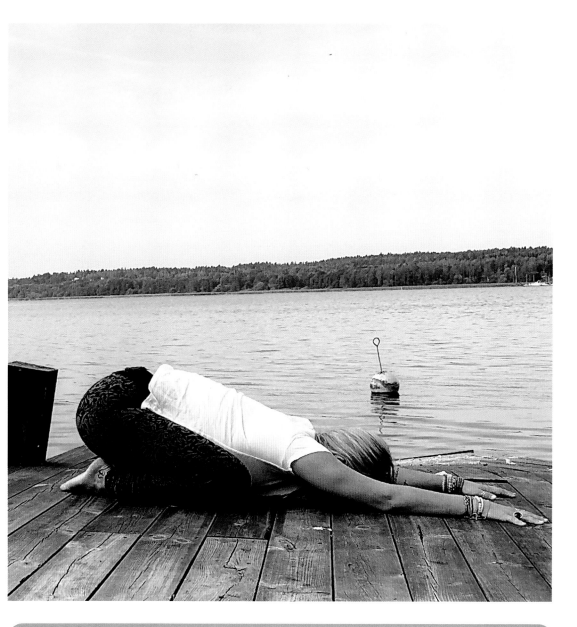

婴儿式（Balasana / Child's Pose）

在漫长的瑜伽序列中，额头贴近瑜伽垫的婴儿式是慢下来稍作休息的美丽停留。婴儿式对身体及灵魂都有疗愈效果。除了可以让呼吸慢下来，这也是个能帮你扎根以及深入进阶姿势后重新平衡的体位，让我们为迎接下一步做好准备。在瑜伽课堂上，你可以常常回到婴儿式休息！

第 4 章　身体是灵魂的居所

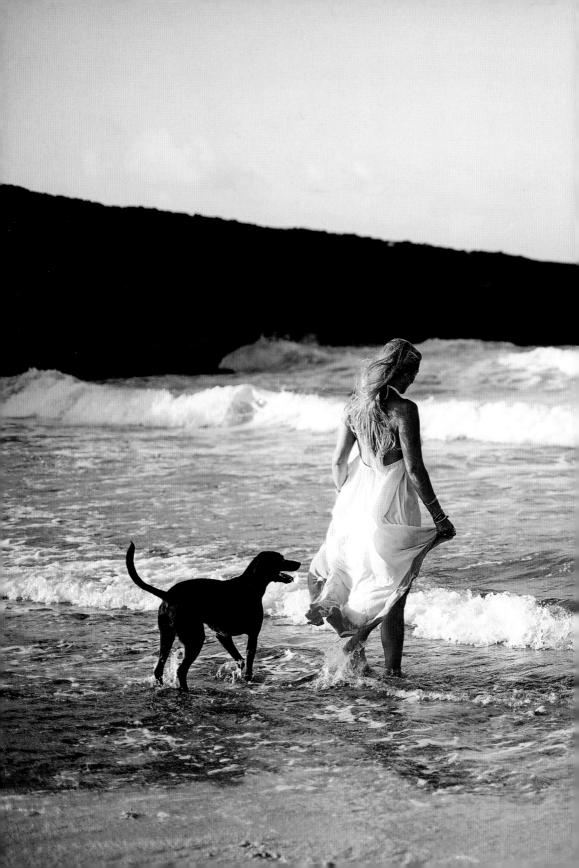

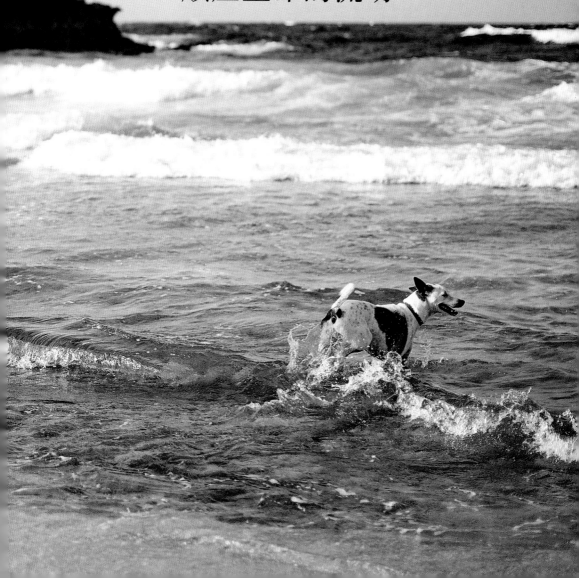

第 5 章

顺应生命的流动

生命会带来挑战，帮助我们成长。
发生在我们身上的一切，都具有意义，不要逃避。
拥抱低潮，有如迎接高潮般的热烈。

我在阿鲁巴过得很开心，课程也进展得相当顺利，每天都会练习瑜伽，但我的练习仿佛四季般地出现了变化。尤其是在最有活力的那一年的高峰期，我在垫子上像着了魔一样努力不懈地练习、流汗，并决定在照片墙（Instagram）注册账号。因为社交媒体看来是个连接与接触更多新人的好玩意儿。在网络上分享瑜伽的启发和激励是我喜爱的事，而当时我已经使用脸书（Facebook），以瑜伽老师的身份跟学生进行交流，公告课程与调整。

我在照片墙上没有任何计划，刚开始只是上传我的生活剪影——沙滩上的瑜伽、我吃的食物、手倒立、旅行等。当追踪数字缓慢增加，达到两到三千追踪人次时，开始有人问起瑜伽体位法的问题，以及请我提供与瑜伽相关的建议，而我也很开心地回复。

那几个月，我和丹尼斯的生活陷入了低潮，背后原因错综复杂：我们不再像以前那样能经常聚在一起，他正忙着筹备一家新的滑板店，而我一星期要教数也数不完的课。与此同时，我的家人也出了一点事，但我没有告诉丹尼斯，只是默默地把问题藏在心底，自己想办法解决。于是我跟他的距离越来越远。接着，自然就是两人世界出现了前所未有的激战。之前我们从来没有吵过架，但突然间连一点芝麻小事都能引发战火，成天吵个没完没了。不开心的我花更多的时间跟闺蜜们出去，玩得很疯，而丹尼斯多半躲

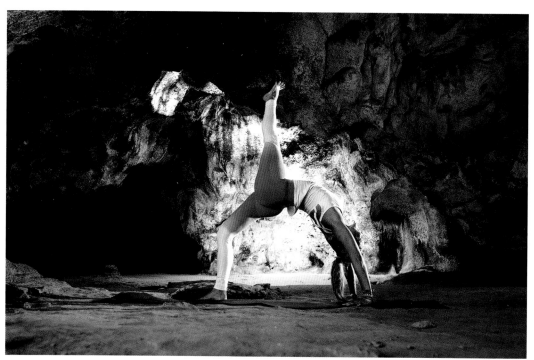

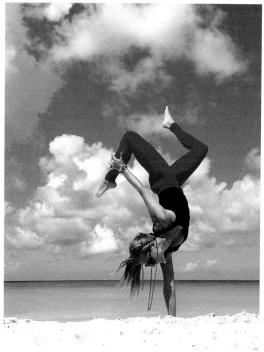

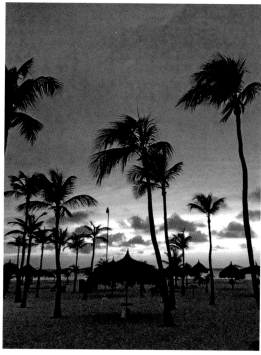

第 5 章 顺应生命的流动

回他的店里，或是跟狗儿们待在家里。

有一天，我在家中思考目前两人的困境时，为了排解心情，就拿起手机上传了一张我做手倒立的照片到照片墙上。以往我都会加上图说，比方说体位法的名称，或是气候多么宜人之类的话。但此时的我一整天都过得不好，可以说是糟透了，不知怎的，我开始写下自己的感受——关于爱情，关于痛苦，也关于折磨，然后分享给全世界的人。

我也没特别期望什么，只是想将思绪化为文字而已，却收到了排山倒海般的回应。在照片下留言的人告诉我，他们也有同感，我还收到他们分享自己故事的电子邮件。我写下的只言片语竟然得到了如此多的共鸣，刹那间，我明白了一件事：原来很多人都希望得到启发，我展现的瑜伽姿势并非重点，关键在于爱。社交媒体不是充斥着负面能量，就是充满无人能企及、不着边际的理想，很少有人愿意分享自己真实的感受。

我开始写得更勤快，图片内容无关紧要，重点是我的写作。如果我当天过得不好，比方说我的情感关系欠缺信任，我就会先坐下来，冥想静心，然后写下我对信任的看法。这些文字不是锁在日记本里或我自己心里，而是透过当下体会到的痛苦，将闪现出零星智慧的花朵与全世界分享。每天我的追踪者都会增加许多，但我也没有想要再多创作些什么，也不想去深究原因。照片墙只是我的出口，我可以在这里分享自己的思考、日常以及我从生命中汲取的智慧。

这段时间，丹尼斯也开始练习瑜伽。原先他对瑜伽没有太大的兴趣，只是偶尔上我的课，也没有什么特殊的感受。我认为他仍然将瑜伽看作女生的运动，属于那些

瑜伽陪你越变越好

身穿亚麻服饰嚼着燕麦棒的嬉皮士。这也不算错，但有什么不好呢？其实瑜伽是适合每个人的运动。某个星期，布洛克·卡希尔跟他妻子来到阿鲁巴，带领瑜伽僻静营。他是我认定在体位法练习里影响自己最深的老师。尽管我从没有说服丹尼斯接受瑜伽，也没有期望看到任何改变，但自从丹尼斯上过这位老师的课之后，他就完全爱上瑜伽了！卡希尔是个比超人还强壮的男子，他能单手做手倒立，举重若轻地凭空而起，脸上还能保持微笑！

随后，丹尼斯开始跟我一起上课，事实证明，我们之间逐渐脆弱的情感连接其实一直都在，只等着我们重燃爱火而已。瑜伽让我们靠得更近，也慢慢地解决了过去几个月的痛苦折磨，找回了亲密关系中深层的爱与连接。此时我在社交媒体的追踪人数飞速成长，丹尼斯店里的业务也很平稳，我们绝对找不出什么可抱怨的。我可以回到原本肤浅的方式跟世界分享看法，但我不想。于是我毫无保留地写下了自己最深层的感受——对生命的看法，以及对周遭世界的不安全感。

当我的照片墙追踪者成长为社群时，我依旧继续分享目前瑜伽练习里的快乐点滴，以及我们在岛上的生活、饮食，当然也分享真实、人性、赤裸裸的情感。我得到了排山倒海般的爱，很多人都想来上我的课，这让我受宠若惊。经过一段时间，我开始四处旅行教课。第一堂海外授课是在佛罗里达州的奥兰多。我们本来计划参加国际水上运动及沙滩用品展览会，有人问我愿不愿意顺便教一堂课。我心想，为什么不呢？于是我上谷歌搜寻到一间愿意让我临时租用的瑜伽教室，然后在照片墙上分享这个消息。那时我的追踪人数已经有三四万人，所以报名人数很快就满额了。其实，那次是这间瑜伽教室办过的最大的瑜伽活动！只是空间实在有限，连教室外的走廊跟大厅上都铺满了瑜伽垫。原先教室老板并不知道我这个人，但看到大批学生拥入后，他也跟我一样大为惊讶。

我紧张得要命，走进教室时两手抖个不停。不论是面对自己的学生、阿鲁巴的游客还是带领瑜伽僻静团体，都是一件让我受益良多的事。他们并未期望我会带来什么石破天惊的转变。但这么一大群人里，有的远道而来专程来上我的课，他们根本不知道我算不算好老师。怎么可能知道呢？他们对我的唯一了解，就是我不时在网络上分享那些灵光乍现的感动。我感觉到他们希望我是非比寻常的人。

我坐在瑜伽垫上环顾四周。五十双眼睛兴奋地看着我。我告诉自己，我就是我。我只能尽一切力量了。后来我真的这样做了。我教了一堂尽自己能力所及的瑜伽课，两个小时后以深层的挺尸式作为结尾，许多人从练习中得到了释放而流泪。我想，我真的够格了，真的是一位可以教课的瑜伽老师了。

于是我继续旅行、教课，并与世界分享我的生活。不知不觉，每天有超过一百万的人追踪我的动态。这时我的生活开始忙到要翻过去。本来塞满五十人的奥兰多瑜伽课，结果扩大到五百甚至一千人的瑜伽活动。突然间，生活不再像过去我所希望的那样平静与稳定了。在一年之内，收到来自世界各地的教课邀请，我也十分兴奋，一向是来者不拒。以前是一年带领两到三周的僻静营，后来成了九到十周。我在各个活动与节庆中教授，地点遍及美国、加拿大、加勒比海沿岸、中美洲各国以及巴西、斯堪的纳维亚，也几乎将北欧各国都走遍了。这段时间，我们不是在搭飞机，就是在机场，睡旅馆，从一个国家或一座城市飞往另一国或另一座城市，每天都在教课。

马不停蹄地旅行，刚开始总是充满乐趣，虽然现在也是，但几个月奔波下来，我感

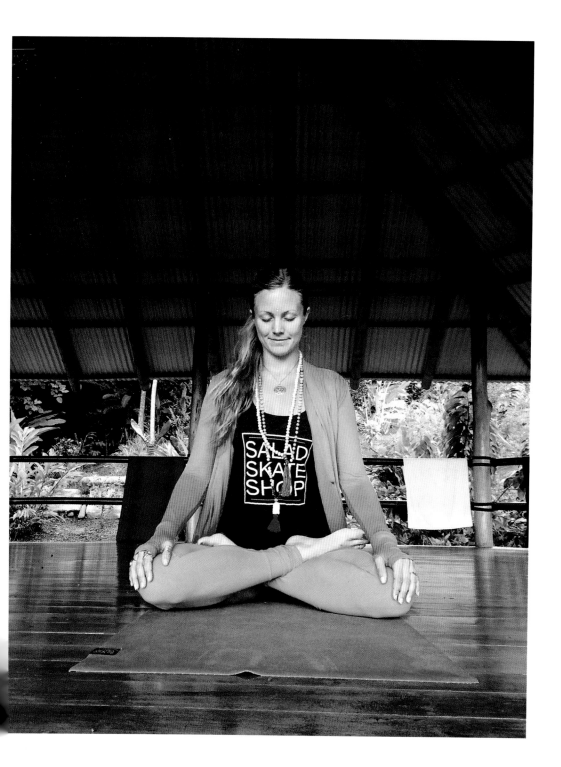

117

到精疲力竭。因为如此忙碌地旅行与教学，让我不再有时间进行自我练习了。所以，有时间的话，我会尽量进行一些运动量大的动态瑜伽序列，想要像以前一样移动与出汗，只是时间始终不够。那时我也拍了很多照片，不过这表示我得把自己的身体扭成各种困难的姿势，而且没有经过该有的热身过程。这些奔波忙碌，加上我大半辈子幸运逃过的压力，将我拉回了多年前的原点：背痛。

在旧金山的某一天早晨，我被闹钟吵醒，伸手按掉闹钟时，感觉脖子咔啦了一声。我也不知发生了什么事，但就是动弹不得！起先只是轻微疼痛，几分钟之内就成了难以忍受的剧痛，我甚至下不了床。而当天下午就有一堂满额的课要教！当下我便知道，事态已经开始失控。因为我一直沉迷于教课，还有上网与全世界连接，只要是找我出国教课的，我没有不答应的，所以身体健康与能量状态已经打折了。然而这样完全是行不通的。

我信奉的哲学中最重要的一条就是"爱别人之前，必须先爱自己"。自私没有错，而且完全必要。如果自己油尽灯枯，怎么可能服务这个世界呢？要是我的身体不舒服，要怎么指导他人、照顾学生呢？所以，我必须提供自己需要的所有照顾！

那天，我用尽各种渠道找到一位针灸师傅，也找来当地最棒的一位泰式按摩师。经过针灸和按摩，我觉得舒服多了，但走进教室时，我还是穿了厚毛袜，披着围巾（因为我感觉很冷），而且心里悲伤得快掉泪了。当天的主题是手倒立，但我连转头都没有办法做到！还好有人扶着我坐在垫子上，课程也进行得相当顺利，朋友还帮我示范瑜伽姿势，最重要的是课堂主题是围绕着我当下最需要的部分：疗愈。

从那天起，我改变了在家的自我练习，从动态序列转为修复瑜伽。我也订出一条规

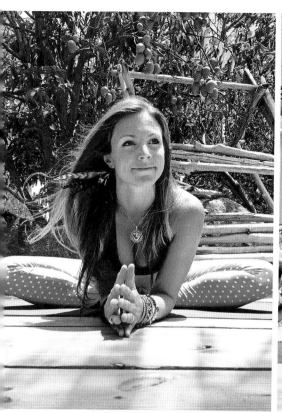
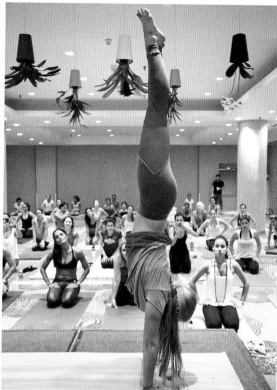
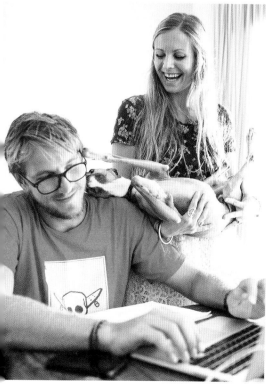
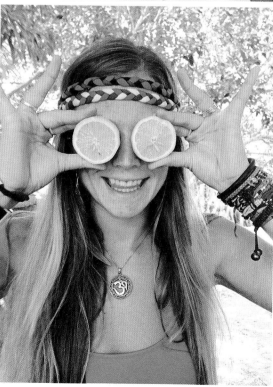

则，每周做一次按摩、针灸、能量调整，以维持身体安定。因为我必须让自己的练习不只是能舒缓身体，也能安定灵魂。所以，我不再认为垫子上的练习必须呈现某种样貌——比方说，流动而进阶的体位法，还得加上倒立练习，反倒是专注于安全地伸展我的紧绷肌肉，疗愈我的背痛。

我的功课永远是如何治好我的背，但这不是一蹴而就的。我必须消除生活中的压力，保持身体健康、心情愉快。这对每个人来说都一样！因此瑜伽是种练习，永远没有结束的一天。

我没有一天不把双腿靠墙高举。因为对于敏感的下背来说，这是最好的疗愈姿势。每个人都需要先弄清楚自己的瑜伽功课是什么；有些人要处理背痛，有的人则是疗愈旧伤或者处理后侧腿肌紧绷，以及脖子僵硬等各种毛病。可以依照生命当下的需要，调整练习，让瑜伽疗愈自己。虽然我现在还在半路上，但我确信自己有办法回到强度高的动态练习。因为我的练习状况就像海浪一样，有涨潮，有退潮。而臣服于生命之流，毫无抗拒，就是关键。

爱的洞察

- 容许你的练习出现转变，有如四季变化般的自然。

- 生命会带来挑战，帮助我们成长。发生在我们身上的一切，都具有意义，不要逃避。拥抱低潮，有如迎接高潮般的热烈。

- 珍惜你的情感关系。

- 做到诚实。说实话，说真话，说出真实的样貌，对自己，对你爱的人，还有对全世界。

- 将你带到瑜伽垫上的原因并不重要，重要的是你来了！

- 没有任何事比你的健康更重要。有时说"不"就是照顾自己的最好方式。

- 做好你的功课。你的身体需要什么样的疗愈？

- 臣服，臣服于当下，臣服于生命的流动，并且放下抗拒，就是快乐生活的关键所在。

有时生命会给你两记重击，再投出变化球，
你得学着如何适应生命的流动。

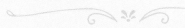

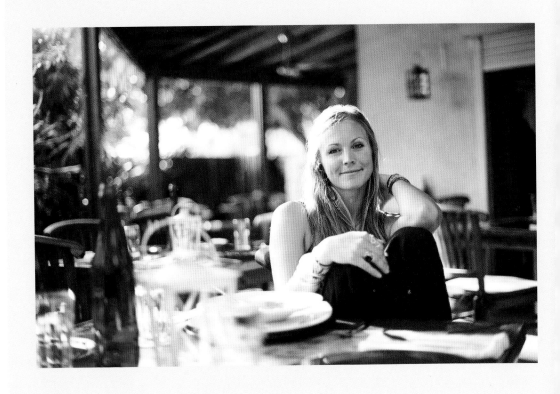

胡萝卜姜汤

胡萝卜约900克，去皮后切片；大马铃薯三个，去皮后切片；大洋葱一个，切成碎末；鲜姜一小块，去皮后切碎；大蒜四瓣；有机蔬菜高汤一升；有机椰奶一罐（约380克）；盐与胡椒少许；香菜。

将胡萝卜、马铃薯、洋葱、姜、大蒜等放进汤锅，倒入蔬菜高汤。煮沸后转小火，将蔬菜煮至软化。加入椰奶，再次煮沸。锅子离火，用手动搅拌器或食物处理器慢慢混合均匀。以盐和胡椒调味，再撒上香菜装饰。

这道汤品非常有营养！当感冒或是心情低落时，可以增加洋葱与姜的分量，也可以放一两个辣椒，有助于提神！

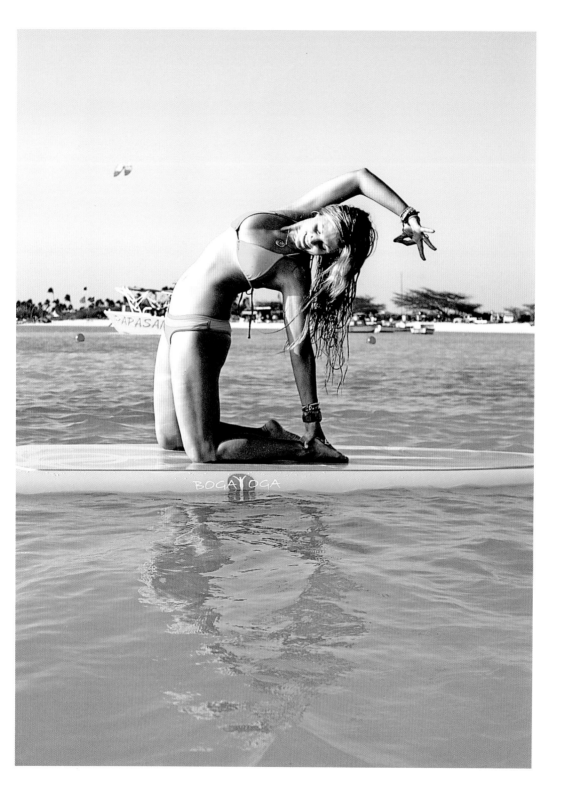

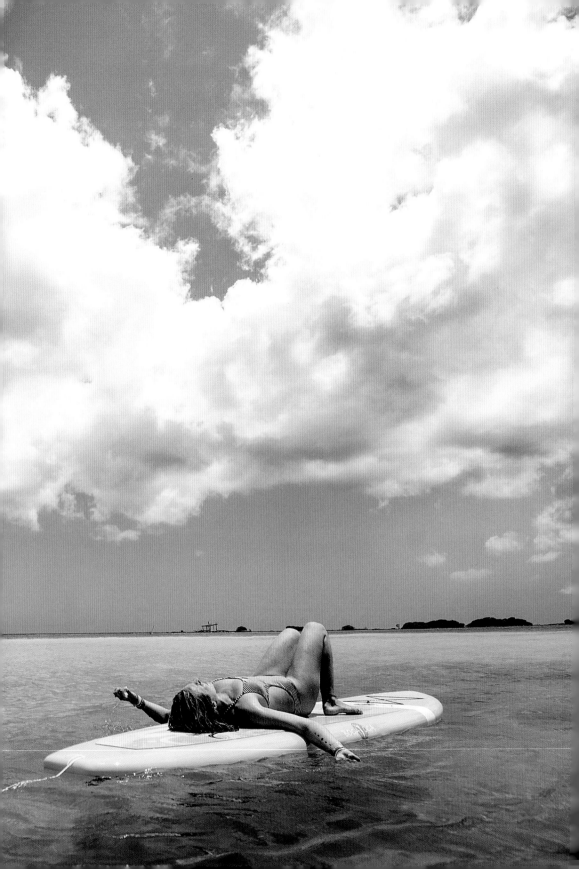

修复瑜伽

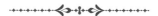

    多数人都过着匆忙的日子，从某处赶到另一处，不停地接收周遭环境的信息，以及接触陌生的人与环境。上一次你让自己真正放松的时候是何时呢？

    修复瑜伽与串联瑜伽是很好的互补，因为修复瑜伽能带给我们空间与时间，让我们停留在当下此刻，放下过去的紧绷，从内在疗愈身体。本章将讨论如何安全地进入舒适的姿势，在姿势里长时间停留。确认练习室的温度适宜——需要的话，可以在身边放一条毛毯，支撑你进入姿势，或是感觉冷的时候能帮你保暖。关掉手机，让呼吸带领你，深入当下此刻。

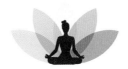

小腿与大腿呈90度（座椅版）（90-Degree Legs）

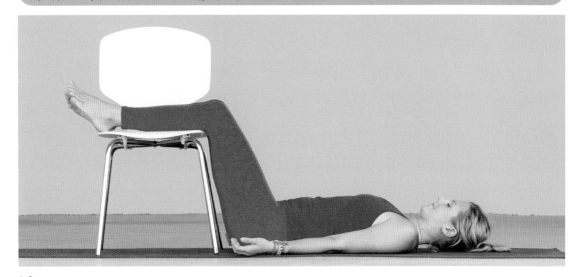

这是针对脊椎的疗愈姿势，特别是对下背有益。如果你的下背疼痛，这个姿势将使你大大放松，也很适合消除在办公室度过漫长一天的疲惫。

请将椅子放在瑜伽垫上，贴着椅子躺下，小腿抬高放在椅垫上，坐骨贴近椅子，让小腿跟地面平行。将小腿舒适地放在椅垫上，花点时间，让下背达到完全放松的状态。可以在这个姿势停留久一些，呼吸时将气息送到下背，感觉下背的空间。

坐姿鸽子式（座椅版）（Seated Pigeon on a Chair）

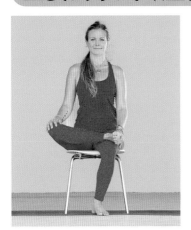 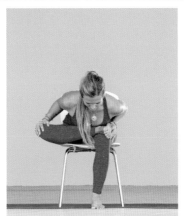 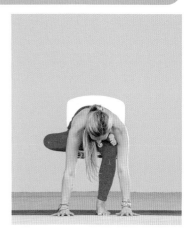

1. 坐在椅垫边缘，脊椎伸直，将右脚踝放在左膝上，右脚尖微勾。

2. 轻轻往前屈，上身向前伸展，后颈放松，感觉右髋与右臀大肌温和地伸展。

3. 可以的话，继续前屈，指尖点地，吸气时将上身带起来，准备好后再换边练习。

练习时，不论你做的是哪个姿势，
都可以思考下列几个通则：

● 保持与呼吸的连接。如果开始分心，也别沮丧，把它当作提醒，提醒你必须回到自己的呼吸，然后每次都如此提醒自己。

● 保持脊椎伸展。想象自己的头顶就是脊椎的延伸，所以不要将头往后仰，始终带着觉察，保持颈椎的空间。

● 放松脸部与双手。当我们在姿势里停留较久或是深度伸展身体时，往往会无意识地将身体紧绷感带到不同的位置。所以，要注意自己的双手有没有无意识地握拳，有没有紧咬牙根。放松、柔软、释放。

● 练习中如果情绪突然涌起，代表身体正在释放紧张的情绪。在瑜伽垫上哭泣是很自然的，我就经常如此。瑜伽垫是个静默的好地方，在这里我们能全心全意地给自己时间，好好感受。如果有强烈的情绪涌现，那是很正常的现象，就放开它吧！想哭时就哭。让心打开，让身体自由。吸气时创造需要的空间，吐气时放掉自己一直紧抓而无用的事物。持续这样的呼吸方式，不知不觉间，便能将瑜伽练习从身体层面带往心灵层面了。就在心底，真实的转化正在发生。

双腿向上靠墙式（Viparita Karani / Legs-Up-the-Wall Pose）

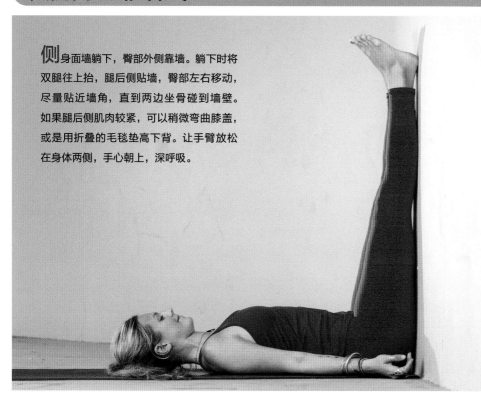

侧身面墙躺下，臀部外侧靠墙。躺下时将双腿往上抬，腿后侧贴墙，臀部左右移动，尽量贴近墙角，直到两边坐骨碰到墙壁。如果腿后侧肌肉较紧，可以稍微弯曲膝盖，或是用折叠的毛毯垫高下背。让手臂放松在身体两侧，手心朝上，深呼吸。

分腿向上式（Open Legs）

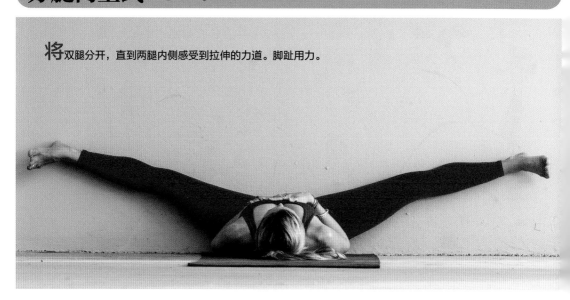

将双腿分开，直到两腿内侧感受到拉伸的力道。脚趾用力。

瑜伽陪你越变越好

躺姿蝴蝶式（the Butterfly）

弯曲膝盖，让脚掌互碰。让脚跟慢慢往下靠近坐骨，加深肌肉的伸展。可以的话，用掌心轻推膝盖内侧，让膝盖靠近墙壁。

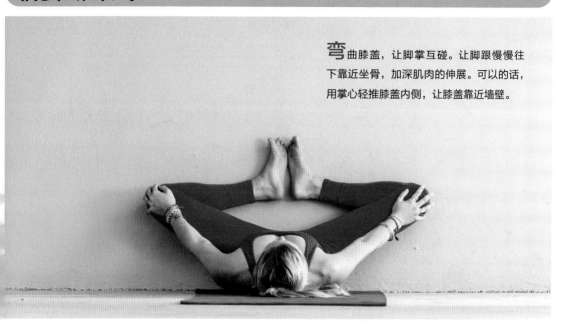

开髋（Hip Opener）

双腿伸直，弯曲右膝盖，将右脚踝外侧靠在左膝上，勾右脚，慢慢弯曲左膝，让左脚跟慢慢下滑，靠近左坐骨。右臀肌跟右髋感觉拉伸时，停在这个位置。要是尾椎开始离地，先减轻拉伸的力道，将尾椎往下拉伸，放松下背。

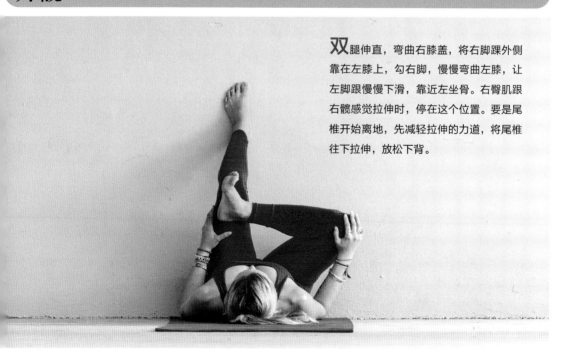

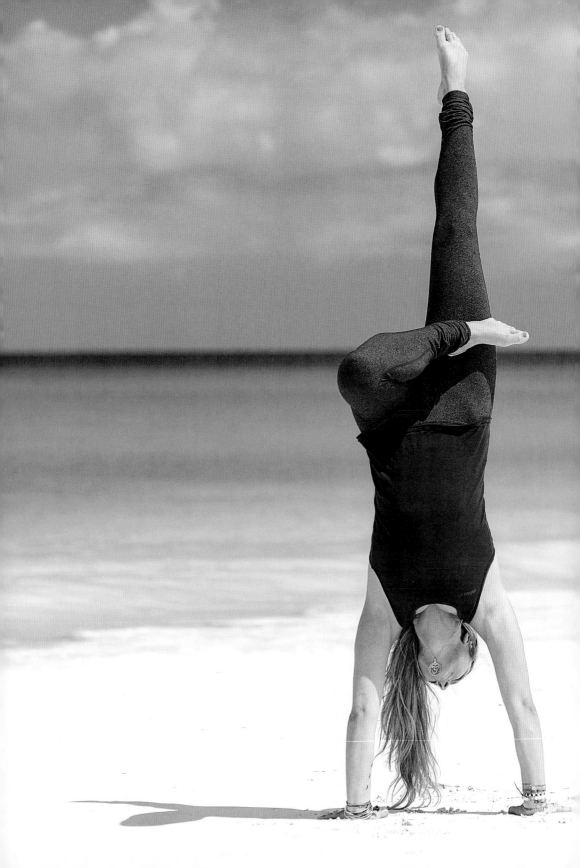

第6章

让爱超越恐惧

你必须起身行动。没有人能代劳。不要退缩。

人生的规则是，发生在你身上的经验，就是你需要的，而非你想要的。

回顾这些年，我学到了不少教训，已经知道该如何平衡施与受，也明白，自己若是一周教了二十四堂课还想要保持身心状况稳定，是完全不可能的。我学会，若要照顾自己的身体，得先顺应生命的流动来调整练习。我学到不可能答应每件事；若是希望自己努力的一切能持续成长，并且忠于内在，有时最好的办法就是懂得拒绝。我学到每天都会有奇迹发生，而你只需要睁大双眼去看。我还学会如何拥抱过去，将人生中的教训转化为人生智慧。我学到非常非常多，但最重要的是，我了解到，唯有放下恐惧，才能过上心情飞扬的生活。我们一定得放下恐惧，每个人都是如此，并且听从爱的召唤来行动。

我喜欢旅行，成年以后，我一直在旅行，从一个国家到另一个国家，顺着风改变方向。然而，随着旅行的步调越来越快，我更明白想创造的一切应该符合自己的初心。尤其生命是这样运作的：运势来了，挡都挡不住。如果你相信，也期望一切会来到你面前，那真的会如此发生的；有时达成目标的速度会远快过你的想象。因此，我们必须先安静下来思考自己一生中到底希望达成什么目标，才不会在浪头来袭时无法掌控自己的脚步，这一点十分重要。我发现自己很有福气：有英俊的伴侣；有容许自己分享瑜伽热情以及快乐生活的事业；当然，还有志同道合的朋友共组的社群！我知道自己创造的成果十分特别，我主要的目标始终是真实地展现自我，对自己诚实，帮助别人找到内在核心的爱。一切都是来自爱、谅解与善良。我想做出真实具体的成绩，我希望这能改变世界，但我还没真正想出该做什么。在尝试与修正之间，我明白：放下最深层的恐惧，才

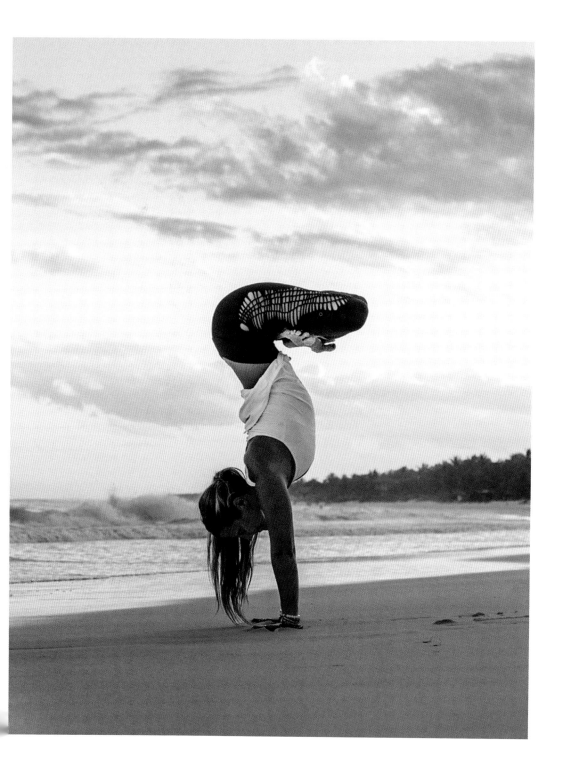

133

能让一切发生。

　　自从我拥抱这个目标之后，一路上克服了许多自己根深蒂固的恐惧。首先，我一碰到公开演讲就吓得要死。也许你无法想象，我以教瑜伽为业，教课就是面对大众说话，但我还是花了很长的时间才有办法自然地对大众说话。我以前紧张到教课前会想吐。当天过得不顺的时候，我脑子里会翻转出所有可能出错的环节：万一我忘了口令，出错了，有人问了我答不出的问题，教得太烂被大家嘲笑，等等。最终我还是回到同样的想法：尽己所能。其实真正批判自己的人会是谁呢？我想，批评最有力的，其实就是我们自己吧！于是最终我会想：往前走，别回头，然后踏进教室，专心做自己该做的事。如果我当下决定不去教那堂最令我退却的课，就不可能学到自己该学的东西。回想教课的第一年，我逐渐了解，那几堂难教的课其实非常关键。每次我只要排除对失败的恐惧，教完那堂课，就等于往上爬了一步，一次又一次地，最终成为现在的模样。我们必须不断地往前、往前、再往前。好笑的是，根本没人知道我多么紧张！但这就是教瑜伽的妙处，他们不是为你而来的，学生是为了自己才来上课的。每个人都有自己的道路、自己的烦恼，多数人绝大部分时间都花在担忧自己的问题上，根本没注意到别人出了什么事。也是因为如此，我终于克服了教课的恐惧。我知道，如果只想到自己多么紧张，就无法看清楚眼前的学生。如果我把全部注意力都放在学生身上，就像所有好老师那样，我便没空注意自己的声音，也没时间多想瑜伽序列是不是够好。但等我真的放松下来时，身为老师的真实声音便会自然地涌现。我的教学方式有了很大的改进。瑞秋·布拉森这个人与瑞秋·布拉森老师其实没有差别，就是我本人。这也体现在我的教学上。

　　当然，人生一定会有曲折。你跨越每个恐惧之后，总会有更大的恐惧在前方埋伏。

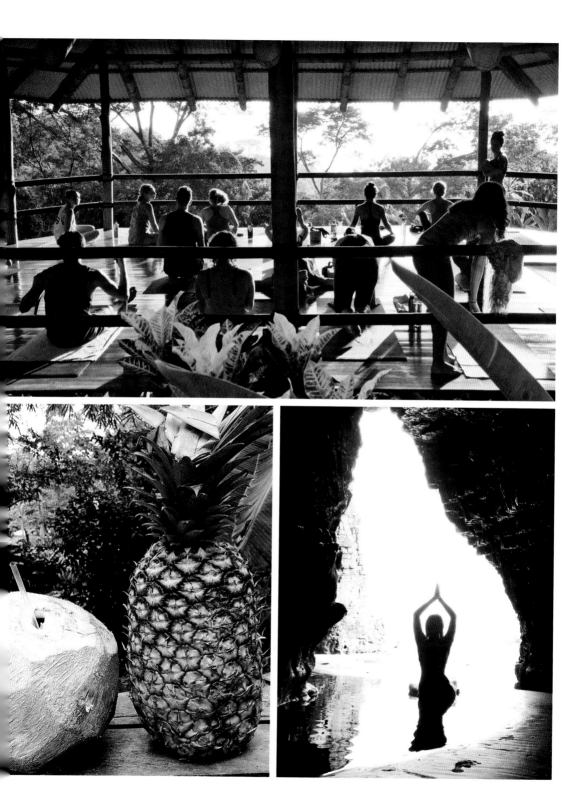

第 6 章 让爱超越恐惧

本来在自己定居的小岛教授小班瑜伽课已经够让我紧张的了，没想到还去了世界各地，班级规模更大。在阿鲁巴初出茅庐当老师，我看着的课堂人数越来越多，也更加有自信，只是尽管如此，在遇到如果原本以为要教十人，结果教室来了二十五人的时候，我还是无法忍住胃部翻搅的感觉。特别是过了一阵子，我一周内实在教了太多堂课，我每天都得适应新的恐惧，这成了常态。随着课堂有规模地扩大，我也克服了教大班级的恐惧。知名的瑜伽老师来到岛上，当然也让我紧张。要是我的能力不足以教老师怎么办？于是，我回到自己单纯的理念，拿出所有最好的本领，克服自己的恐惧。我们都是老师，也都是学生，而我们对他人的评断，往往是针对自己的批判。

这一路上，我已经征服许许多多的恐惧。每碰到一件大事，我脑子里便出现一个小小的声音说："好可怕啊！"每个人都会听到这样警觉的声音，这种声音是持续还是消失，全看我们如何处理。我开始在大型活动里教课时，面对超过五百人的场次，好可怕啊！我开始上网分享课程，好可怕啊！我在全球最盛大的瑜伽节庆教课，好可怕啊！我拍了DVD，好可怕啊！知名杂志来采访我，好可怕啊！当着荷兰国王、皇后的面，我上台示范瑜伽，台下有上万人，还经过电视直播，这就真的可怕了！我为了刚认识五天的男子而搬去一座小岛，而这人正好是我这辈子的真爱，他向我求婚时，我答应了。为了我们的第一栋房子，我签约了。我创业，我写书。我与生命中许多未曾想过会离开的人道别。这一切，都曾是我人生中最受惊吓但也是最美好的时刻。我发现这些时刻只是人生曲折中所演出的各种情节，而我选择爱，自始至终选择爱，如此而已。

其中最让我惊慌的莫过于此：这几年来持续迎接所有决定来到我课堂上的美好的人 。这些美丽的灵魂，带着开放的心，来到我的课堂，只是为了听我说话。他们只为了与我连接、练习，让身体移动，拥抱。这些勇敢坚强的人容许自己脆弱，他们写信给

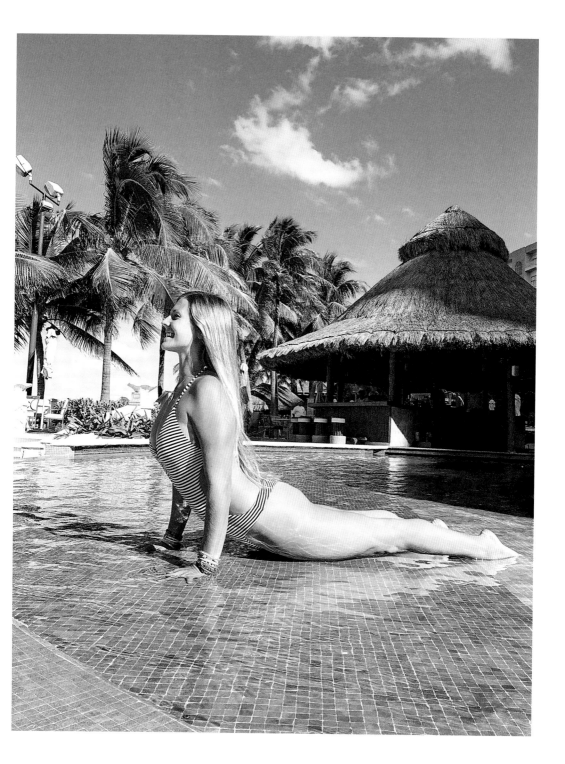

第 6 章　让爱超越恐惧

我，打电话给我，或是大老远赶来，只是为了打招呼。对外展现亲密与脆弱，都是令人再三却步的事。然而，道理是这样的，如果尝试新事物无法带给你半点紧张与畏惧，这件事就不值得做。让我们得到成长、转变，打开心胸的所有奇妙时刻与情境，都是埋藏在薄纱般的恐惧之下。即将步入未知，意味着要进入全然不同的世界，希望你带着爱前行，而非恐惧，这需要勇气，但在另一头等着我们的则是解放、开悟、喜乐、幸福、疗愈、接受、臣服、感恩、魔法、自由。

练习放下恐惧，最好的地点就是在瑜伽垫上。你最害怕哪个瑜伽姿势？对于许多人来说，最可怕的是手平衡、进阶姿势，或是头下脚上的倒立姿势。倒立或许很吓人，但在练习的初期，这是跨入未知的一大步，而且确实会翻转你已知的生活。这些姿势能带给你无与伦比的力量，创造深层的成就感与自信。我能在垫子上获得力量，为自己的身体创造空间，是来自许多辛苦的练习。但更重要的是持续不断地放下，因为我们在身体里埋藏了太多情绪。练习瑜伽能帮助我们释放，只是瑜伽不容易学！瑜伽的困难之处，不在于动作，也不在于吸气时往上、吐气时往下，这些只是非常浅层的认识，难点在于背后有许多你不愿意看到的事物。练习瑜伽这个过程会揭露你内心深藏的所有恐惧与批判，也连接最终的真实。一路练习下来，我们的身体的确会更强壮，也更柔软，可以做到手倒立、后弯以及手平衡等姿势，但这些都只是附带的好处，不是练习的目的，更不是我们一直回到瑜伽垫上天天练习的原因。我越是深入自己的倒立练习，就越深入地了解自己，爱自己。我逐渐建立起力量，用双手保持平衡，另一方面也建立了面对周遭变量的坚强态度。我在逐渐释放肩膀、骨盆、腿后肌群的紧绷的同时，也放下了恐惧、挫败与悲伤。慢慢地，我也放下了控制的需求。我学到瑜伽垫上的臣服，也臣服于当下此刻。这就是瑜伽练习。每个人都行，你也可以做到，只是得在当下此刻，而且你必须起身行动，因为没有人能代劳。不要退缩。

当然，让我害怕的事还有很多。但我定下这个规则：只要我感觉到胃里翻搅着阵阵恐惧，那么这件事我就非做不可。如果一想到这件事就让我紧张，那么我一定得答应。不论是身为老师、学生还是一般人，这就是我的成长方式。写书的念头一直令人心生畏惧，但看看我，还是写了。常有人找我去演讲，一直到最近，我还是一想到就手心冒汗。公开演讲？就凭我？不可能！人生的规则是发生在你身上的经验，就是你需要，而非你想要的。每件事发生的时机，绝对是恰到好处的。我写完这章之后，有家主办励志活动的管理公司打电话来，请我出席一场七百名听众的活动，谈谈这本书以及旅行与瑜伽的教学生活。我马上拒绝了。绝不可能，我说，我教瑜伽，但不会演讲，我一点也不擅长。挂上电话之后，我还在想着这个点子，心中升起不安。接着我回到计算机前，看到的头几个字就是这一章的章名：让爱超越恐惧。爱，超越，恐惧。我写了一整章，告诉读者我如何跨越过去的恐惧，而现在我却因为害怕而拒绝这个机会？我知道自己该怎么办。我回电给那家公司，接受他们的提议。我答应了。我选择爱。

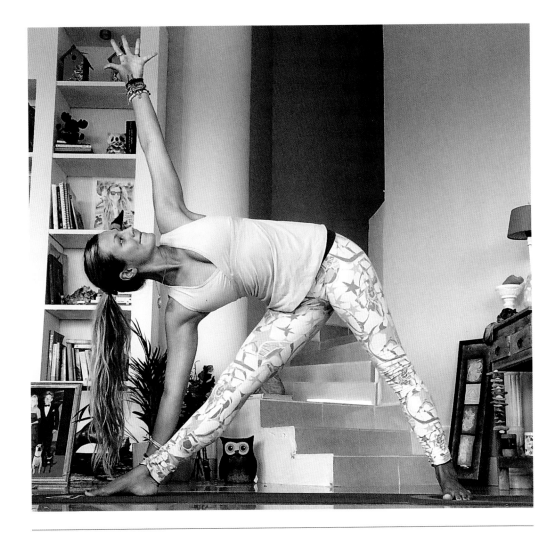

瑜伽垫的种类很多，可以依照自己的生活方式来挑选。我常旅行，所以使用的瑜伽垫是超薄轻盈、可折叠的款式，我能带着到处走，家里则是摆了一张厚重的垫子作为练习之用。如果你的膝盖较敏感，我的建议是使用厚垫，让你的关节得到适当的支撑（最好旁边还放条毛毯）。最重要的是，瑜伽垫的尺寸要合乎自己的身材，练习时才不会手滑。如果身材较高，应该选择加长尺寸的垫子；肩膀较宽，垫子则要加宽。多花点钱买一张高质量的垫子，要好过使用一流汗就少了摩擦力（手汗一多，就连最普通的下犬式也很难做好）的便宜货。现在你也很容易找到各色有机环保材质做成的瑜伽垫。高质量的垫子用得久，所以买张好瑜伽垫是笔划算的投资！

瑜伽陪你越变越好

爱的洞察

● 平衡好施与受。

● 每天都有奇迹发生!

● 跨越你的恐惧,只要你感到畏缩,去做就对了!

● 如果你感到紧张,表示你做的这件事很重要,也意味着你正开创新局面。要好好把握这个良机!

● 找到自己真实的声音。不论你做什么,都要展现真我。与其模仿他人,想想自己的独特之处,将其融入你的工作核心。

● 当机会来敲门时,请开门迎接!相信自己有能力创造奇迹。

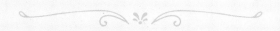

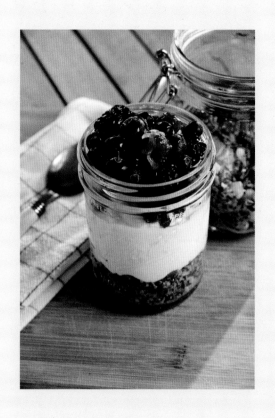

翻转什锦格兰诺拉麦片罐

格兰诺拉麦片

椰子油两大匙，枫糖浆一大匙，麦片一杯，椰子丝半杯，碎榛果半杯，杏仁片半杯，切碎的无花果干半杯，杏桃干半杯，奇亚籽半小匙，喜马拉雅山盐少许，肉桂少许。

配料

酸奶（希腊、土耳其，或素食用椰子酸奶）、蓝莓、树莓、黑莓、生蜂蜜。

先混合格兰诺拉麦片。烤箱预热到约180摄氏度。在小碗里混合椰子油与枫糖浆。在另一大碗中加入所有干燥食材及果干，再加入椰子油与枫糖浆，（用手）混合均匀。接着将所有混合食材放入烤箱，烤到香味溢出（厨房会充满香味，或等到所有食材呈现金黄色），然后静置冷却。

将格兰诺拉麦片放在广口玻璃罐底部，放入酸奶，在上面添加各色莓果，滴上蜂蜜，就可以享受美味格兰诺拉麦片罐了。

无论什么材料都可以放进你的格兰诺拉麦片中，如各类种子、核果及水果干。等到谷麦冷却之后，何不加几片黑巧克力呢？

瑜伽女孩的巧克力奶昔

香蕉一根，杏仁酱三大匙，枣子两个去核，生可可粉两大匙，巴西核果一把，大麻籽一小匙，杏仁奶，薄荷少许。

这道冰沙是很好的下午提神饮料。将所有材料放进高速搅拌机，再添加适量杏仁奶，以方便搅打。接着放入足够多的冰块，打成巧克力奶昔的质感。以大麻籽跟薄荷叶装饰。

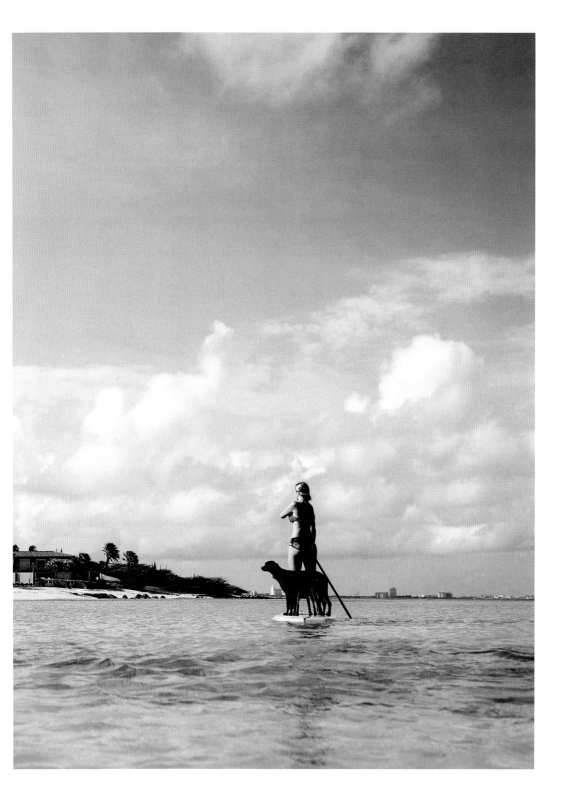

143

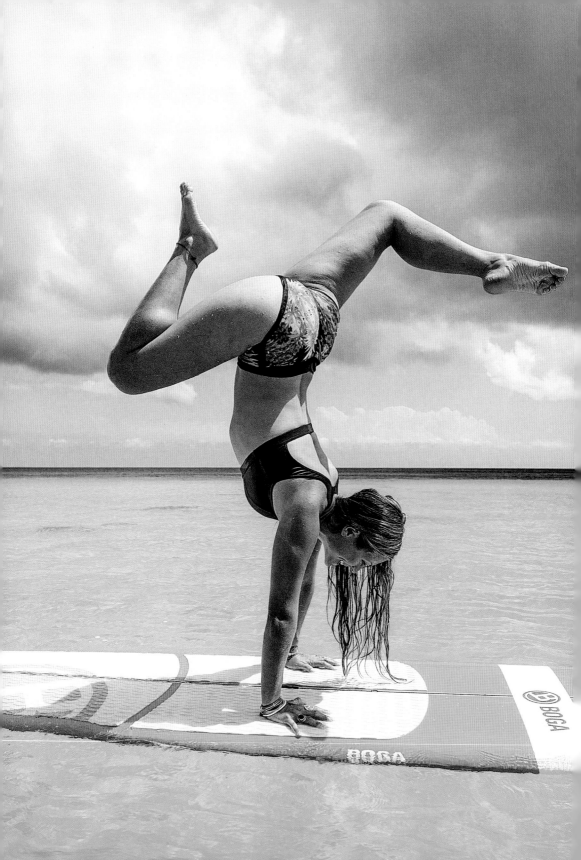

倒立及手立式

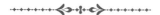

　　瑜伽是永无止境的，这也是我们将瑜伽当作练习的原因。当你已经准备好将自己的练习提升到新的水平，就可以开始尝试更高阶的姿势，如手臂平衡与倒立。

　　进阶姿势多半需要头下脚上，或是利用双手维持平衡。虽然在倒立中保持平衡会非常有成就感，但重要的是，请记得这些姿势本身并非让我们一再回到瑜伽垫上的原因。手立式跟其他倒立姿势能建立你的平衡与力量，我们来到瑜伽垫上，是为了培养平和、专注与静定。

　　进阶姿势能帮助你达到这个目的，如果一时间做不到这个姿势，也不要气馁。持续深呼吸，明白每个人都得从目前的程度起步。这些姿势都很困难，对某些人或许容易些，但多数人都需要练习多年才能轻松完成这些姿势。请试着享受过程，不要太执着于结果！

　　对我而言，学习手立式是一个值得纪念的时刻，这不只令人兴奋、充满挑战，也帮助我建立强大的核心力量，以支撑我毛病百出的背部。手立式也带给我满满的自信，让我相信自己能办到。头下脚上的平衡秘诀在于信任自己的能力，相信自己。找到你的中心，选择爱，放下恐惧，试试看吧！

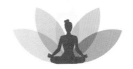

头立式 （Salamba Sirsasana / Supported Headstand）

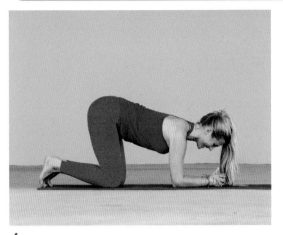

1. 如果你没做过头立式，请靠墙练习！双膝跪在垫子上，首先检查两手肘的距离，手肘应该落在肩膀下方（可以用虎口与手肘交握来测量）。最常见的错误姿势是手肘距离太开，中间距离过大。如此一来，上身的姿势不对，就无法支撑你进入头立式。测量好适当距离，固定手肘不动。

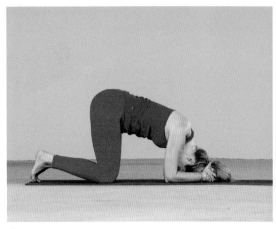

2. 十指互扣，小指前后交叠，建立稳定根基，前手臂下压，将头顶朝下，放在手掌之间，后脑勺只轻微碰到双手。

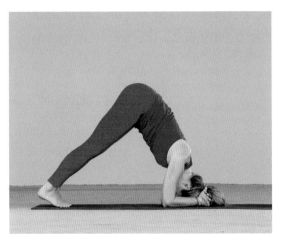

3. 趾尖点地，膝盖上推离地。这是准备进入头立式的第一步。如果刚开始学习头立式，我的建议是先停在这个步骤。前手臂往垫子方向下压，肩膀远离耳朵，上背展开。双脚慢慢走向手肘方向。

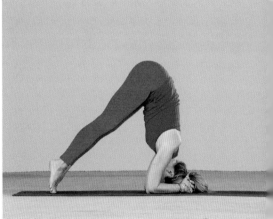

4. 尽量不要让头顶承受压力。利用肩膀与核心力量，别将重量压在头顶！保持脖子伸展，双脚尽可能走近手肘，直到臀部来到肩膀正上方。现在你已经来到半山腰了！我不打算教腿往上踢墙的版本，请保持重量持续往前，最终你的双脚会感到轻盈。

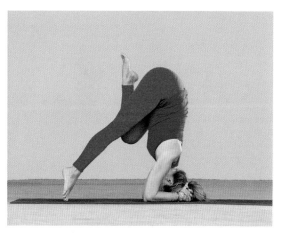

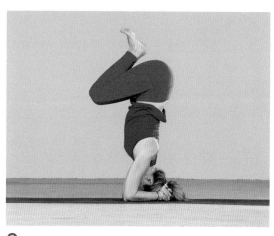

5. 现在一条腿离地，膝盖弯曲靠向胸口，再回到地面，换另一只脚。练习左右两边互换，多练几次，你就能找到同时举起两腿的平衡方式。

6. 保持膝盖往内朝向胸口，与呼吸连接。

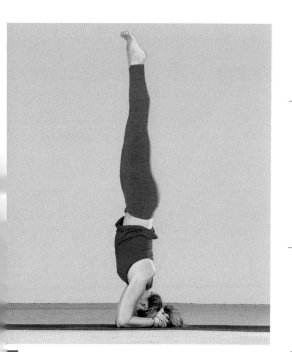

如果你不确定头顶的确切位置，请将手掌根部放在眉毛之间，这时你的中指碰到的头顶位置通常就是头顶的中心点。你也可以试着在头顶放瑜伽砖或一本书，保持脊椎伸展，砖块或书能保持平衡的位置，也就是你的头顶中心点。确认你在头立式中头顶的位置正确，才不会让脖子承受不必要的压力。

7. 准备好时，开始将双腿伸向天空。前手臂稳定扎根，肋骨内收，启动大腿内侧，持续将力量送到脚尖。尾骨往脚跟方向延长，启动核心力量，深呼吸。

8. 依照你往上的方式回到地面，一步一步来。再进入婴儿式休息，手臂往前伸展。停留的呼吸次数，要相当于你在头立式里的呼吸次数。

孔雀起舞式（Pincha Mayurasana / Forearm Stand）

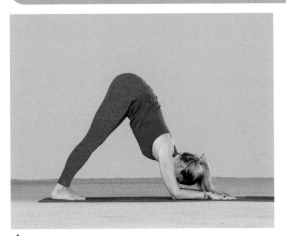

1. 从海豚式进入。这有点类似下犬式，但整条前手臂会在地上。测量手臂距离的方式与头立式相同。肩胛骨内收，保持脖子伸展，双脚开始往手肘方向走。

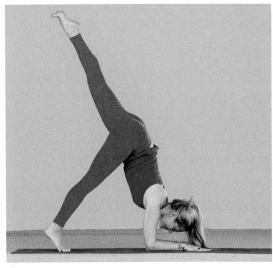

2. 等到双脚无法再靠近手肘时，举起一条腿离地，保持骨盆水平，双眼稍微凝视前方。

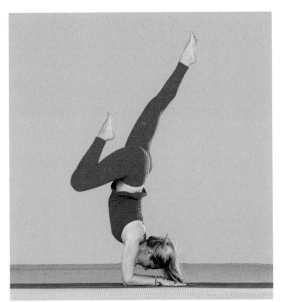

3. 地面那条腿保持趾球着地，弯曲膝盖，轻轻往上跳。如果你是初学者，请靠墙练习！尽可能踢高，慢慢放下恐惧，保持耐性，轻松练习。一旦你能将臀部带到肩膀正上方，较低那条腿的膝盖便能靠向胸口，作为保持平衡的杠杆。用十指作为固定的力量。

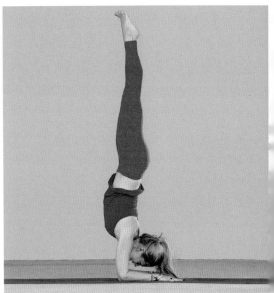

4. 当找到平衡与稳定后，将双腿往天空伸直。两个大脚趾互碰，启动大腿内侧，肋骨内收，连接腹横肌。保持颈部的空间，持续将力量送到脚尖。准备好时，再离开姿势，进入婴儿式。

瑜伽陪你越变越好

飞鸽式（Eka Pada Galavasana / Flying Pigeon Pose）

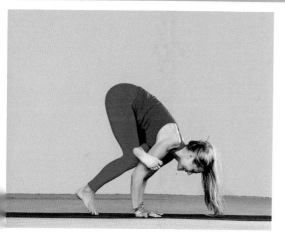

1. 从站姿进入。将左脚踝放在右膝上，以右脚平衡。勾左脚并前屈，双手按在垫子上，与肩同宽。左小腿骨压在右手臂后，越高越好，左脚则勾住右手臂三头肌的位置。左脚指压向右手臂后侧，感觉像是跟手臂成为一体。这样才能保持稳定，让你进入飞鸽式。臀部上提，开始将身体重心一点一点地移向十指指尖。

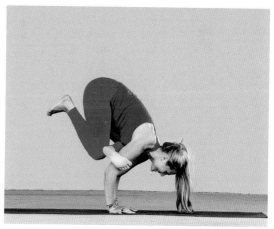

2. 让你的心带领你往前，直到右脚越来越轻盈。随着练习时间增加，你就能飞起来了！

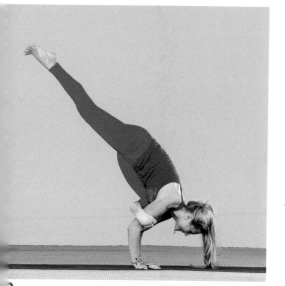

3. 保持两边骨盆水平，启动右腿后侧肌肉，开始将右腿直直往后上方拉伸。大腿内侧转向天空，拇指往地面下压，视线平稳。

手平衡与倒立的姿势需要耐心与专注力，一步一步来。练习进阶姿势的第一步，就是尝试的意愿。但请不要仓促行事，必须先专注于每个步骤，而不是急于达成结果！进阶姿势充满乐趣与挑战，但这不是练习本身的目的。专注于呼吸，必要时便暂停，休息。多数手平衡与倒立姿势都需要花大量时间练习，所以要聆听身体，放轻松，记得每次跌倒后带着微笑回到垫子上。

手立式（Adho Mukha Vrksasana / Handstand）

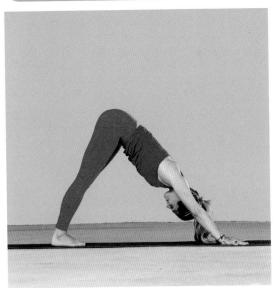

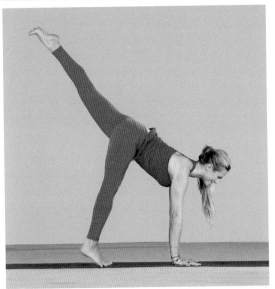

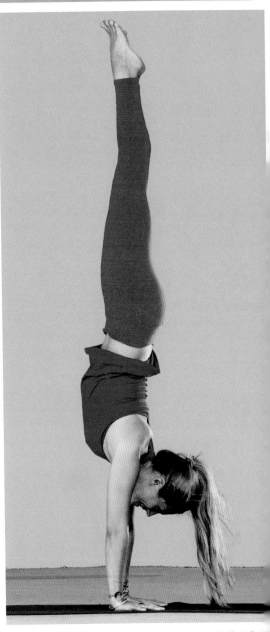

从下犬式开始。往前走一步，抬起一条腿。肩膀在手腕正上方，大拇指往垫子下压。三头肌往后带，两边骨盆保持水平，启动腿部肌肉，往上抬。眼神看向前方，站立的那条腿以趾球着地，弯曲膝盖往上踢，离开地面，将脚跟往坐骨方向带。多试几次。轻松踢离地面，得失心不用太重，别管你的姿势看起来如何。刚开始时，注意力先放在让腿离开地面就好。一旦找到骨盆在肩膀上方的平衡诀窍，再将双腿往天空伸直。下腹内收，启动核心力量。想象中缩短浮动的肋骨与髋部的距离。用力推向地面，保持呼吸。

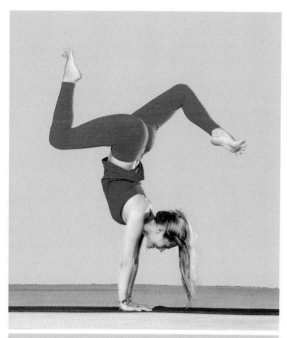

练习手立式的重点：

- 肩膀在手腕正上方。

- 手指完全张开。

- 大拇指与食指正确下压。

- 手臂伸直，但手肘不要锁死。

- 骨盆水平。

- 上面那条腿保持有力伸直，不要弯曲膝盖。

- 肩膀远离耳朵。

- 视线看向前方，你才知道自己往哪里去。

- 踢向臀部（脚跟向坐骨），比较容易平衡。

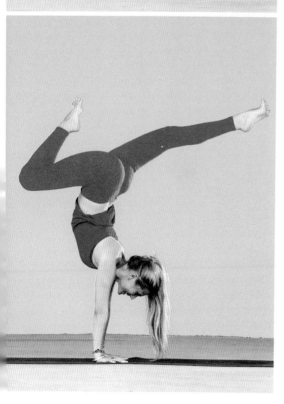

如果你已经练习手立式一阵子了，就可以轻松达到平衡，不妨试试各种变化式。将膝盖弯曲向胸口，或是分腿手立式！保持深呼吸，微笑！

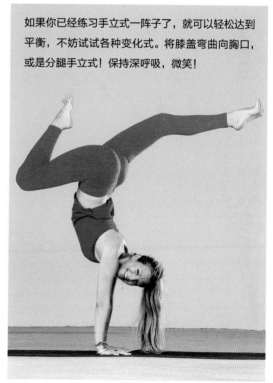

靠墙手立式（Adho Mukha Vrksasana / Handstand Against the Wall）

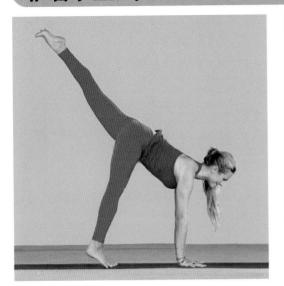

1. 从下犬式开始，面对墙壁，往前跨一大步，抬起单腿。

以下是离开墙壁练习的诀窍：

当往上踢并进入手立式时，请保持耐心，聆听身体。刚开始时可能无法踢得很高，因为你不想跌倒，也不想往后翻到轮式（这是个有意识的体位法转换，可不是摔跤的落点）。当我们摔倒时，会从身体中心扭转，离开姿势并且落在双脚上。随着练习时间增加，你就更善于控制自己上踢的高度。等到骨盆能对准肩膀正上方，就会尝到第一次头下脚上的平衡滋味了。学习手立式需要多练身体顺位与技巧，还要建立身体强度。这个过程可能很长，所以就尽情享受，发现乐趣吧！

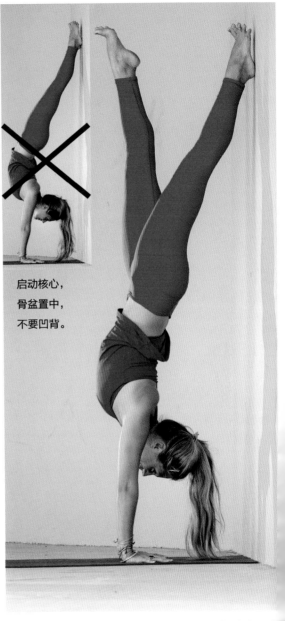

启动核心，
骨盆置中，
不要凹背。

2. 往上踢高，让双腿靠墙，达到平衡后，一脚离墙，另一脚的脚跟靠墙作为支撑。离墙那条腿的脚跟、膝盖都与骨盆呈一直线。下肋骨内收，尾骨向天空拉伸，即便是靠墙练习，也让身体感受手立式的正确位置。试着让靠墙那条腿也离开墙壁，停留几秒。换一条腿再试一次！不要让两个脚跟都靠墙，这会让你的身体重量压向肋骨，导致后背弯曲。刚开始时靠墙练习，但不要依赖墙壁！感觉更稳定后，请在室内中央练习。

瑜伽陪你越变越好

起重机式／乌鸦式（Bakasana / Crow Pose）

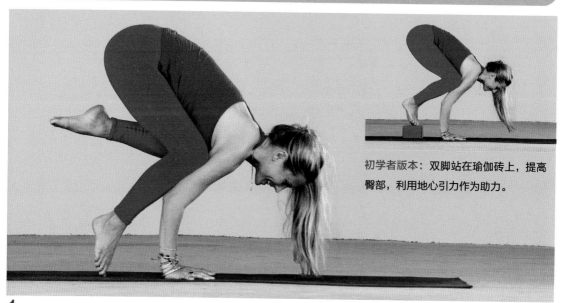

初学者版本：双脚站在瑜伽砖上，提高臀部，利用地心引力作为助力。

1. 从半蹲姿势开始。手掌与肩同宽，压住地面，臀部抬高，膝盖压在手臂后侧，越高越好，靠近腋窝。上背微拱，视线往前，让心口跟随视线方向。往前看能预防摔倒！保持脚趾在垫子上，慢慢将身体重量往前移，等到脚趾感觉轻盈，抬起一边脚跟靠近坐骨。

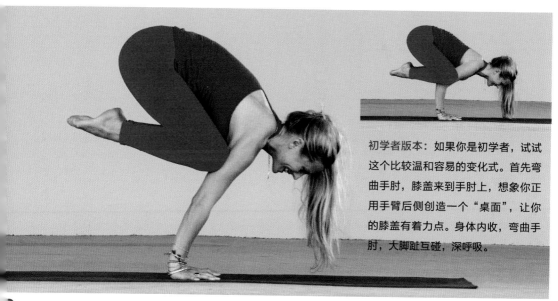

初学者版本：如果你是初学者，试试这个比较温和容易的变化式。首先弯曲手肘，膝盖来到手肘上，想象你正用手臂后侧创造一个"桌面"，让你的膝盖有着力点。身体内收，弯曲手肘，大脚趾互碰，深呼吸。

2. 准备好进入姿势时，双脚离地，脚跟靠近坐骨。大脚趾互碰，启动核心力量，放松脖子。你也可以慢慢地将手臂推直（又叫"鹤式"），启动核心力量，往内集中再上提，手掌下压，慢慢伸直手臂。

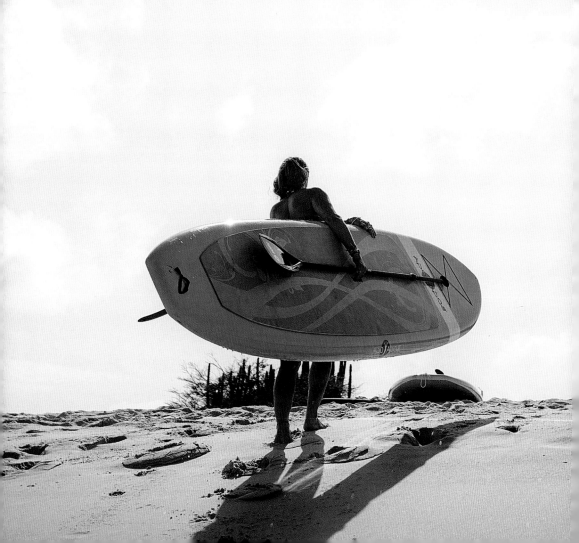

第 7 章

静默的时刻

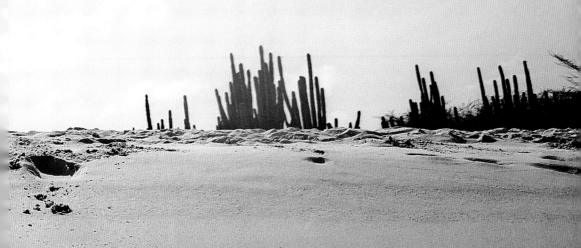

> 我们必须爱自己，
> 才能得到他人的爱。

世上唯一重要的就是你付出多少爱。你身体的模样、事业的成功、房子的大小、瑜伽练习多厉害、银行户头数字多寡，到头来都无关紧要。

让我再说一次：唯一重要的就是你付出多少爱。

你来到这个地球的目的就是去爱。爱是一条双向道。我们付出，自然会获得。有了爱，就能翻转这疯狂的世界。有了爱，就能化干戈为玉帛，将批判转为接受，转恶为善。你有改变世界的力量，而一切就从生命中每天的小小行动开始。找到持久真实的快乐，关键就在于此。你付出什么，就得到什么。想要得到爱，必须先学习如何付出爱。去爱身边的人，爱你的家人与朋友，爱你不认识的人。爱你在公交车上碰到的熟人与陌生人。爱你喜欢的人，也爱你不喜欢的人。爱你行走的大地，也爱一路走来看到的美好事物。而最重要的是爱自己。我们必须爱自己，才能得到他人的爱。

你喜欢当下吗？你心怀感恩吗？还是心中带着感伤与后悔？或许你觉得自己无力阻止战争，也无力解决世界饥馑或是日常看到的不公不义的现象，但你要对自己的周遭负责，并且拥有改变自己的能量。一切从你、从我、从我们每一个人开始。如果此刻每个人都将自己的觉察导向爱与信任，那还需要改变什么？我们如果感受到内在生出无尽的爱，自然不会伤害他人。每个人都是相互连接的。不论你的出身、信仰、外表，大家都是一体的。

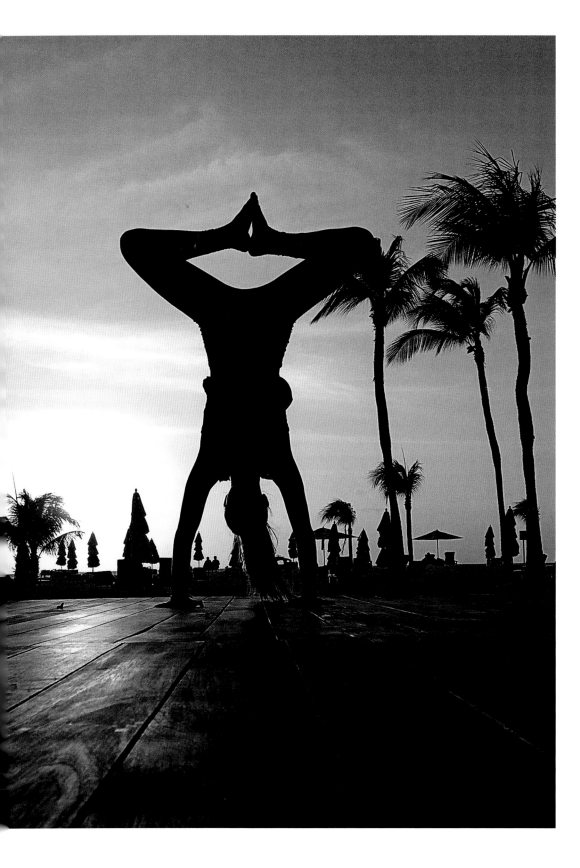

我们都呼吸着同样的空气。我们都是由同样的分子结构组成的。我们都拥有同样勇敢、跳动的心脏。只是我们忘了这些事实。当借由付出更多的爱，变得更慈悲、更善良，懂得原谅，看到每个人内在的光时，你就会慢慢想起这些事实，世界便会因你而开始改变。你办得到的。你尽你自己的力量，我尽我自己的本分，我们可以尽自己的全力，只要有爱，光是尽自己的力量便已足够。

人类是强大的生物。有时候，我们会自觉是周遭环境的受害者，但事实上，我们创造了自己生活的世界。我们一路上碰到的人，都不是因为巧合，而是我们将他们带进自己的生命里的。我们的经历、面对的状况，都是我们自己招来的。你是有力量的个体，有能力使你想要的一切呈现出来，但多数人对此都毫无意识。你面临的状况可能改善，也可能恶化，完全取决于你如何专注于自己的思想与能量。你的生命现在看起来如何？你对现状感到平静与满足吗？你是否活出了拥有爱的人生？抑或是充满恐惧的人生呢？只要对自己的思考保持觉察，了解到自己有能力改变目前的状况，就能带来正面而非负面的成果。专注于你想要创造的事物，而不是你所欠缺的事物。这非常有道理：如果你带着负面思考（我不够好／我不快乐），你就会对生命产生负面观感，便会吸引来更多的负面经验。这是个恶的循环，必须马上停止。

生命里充满美好。从你当下的位置着手，与这些美好连接。正面看待你的福气，心怀感恩。活在当下，不要流连于过去。别再用这些词——"早该……""本来可以……"或是"要是……就好了"。目前的状况就是你的状况，过去不可能改变，为什么要老想着不可能改变的事物？

然而，你可以做的就是改变现在，并且从当下的位置着手，如此而已。生命就是现

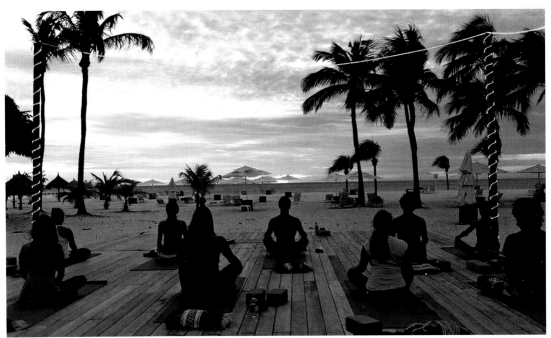

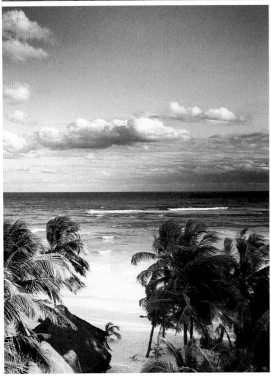

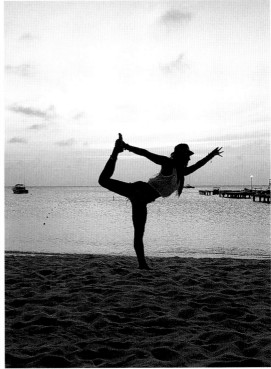

在。保持慈悲、态度正面、懂得宽恕，专注于爱与光，还有空间、感恩、丰盛与幸福，这些能改变你的人生。你的能量导向，能为你带来更多美好的人事物。对着世界无与伦比的美好与魔力进行冥想，很快，这些美好与魔力就会成为你日常生活的一部分。

人生苦短！你到底想在人生中创造些什么？花点时间写下来。你想为自己做的一切，必得先准备好送给他人。如果你想要爱，就送出爱。如果你需要宽恕，就去宽恕。如果你希望被接受，请接受他人。如果你需要善良，请保持善良。一切都从这里出发。通过行动以及送出爱，你就会调整到同样是爱的频率，为你自己吸引来爱。付出才有收获，这是绝对的真理。我们一定要明白自己想要何种样貌的生活。

生活总是忙碌、匆促。然而我们大部分的时间花在追赶环境里发生的一切，忘了自己才是宇宙的创造者，也忘了人生是为了我们而展现，而不是单纯发生在我们身上的。这是冥想教给我的道理。只要让头脑安静下来，回到自己的中心，就有余裕停止头脑的批判与贴标签，更深入我们内心的真实。如果你对大脑的每个想法都过于认真，最终就会紧张兮兮，过度焦虑。因为心智有个负面的倾向，总是在当下的状况中找破绽。只要稍微离开头脑的思考，就能回到更加适合我们的宇宙真理上：一切的本然，就是最适合的状态，即便那并不算好的状态。

你现在身处于人生中的哪个位置呢？只要专注于自己当下的内在，便会发现这里就是生命所在之处。注意你的周遭。比方说，你正坐在办公椅上，注意你听到的声音、感受、闻到的气味。专注于呼吸的节奏，感觉你的双腿踏在地面上，感觉臀部下方的椅子、衣服接触皮肤的触感，还有心脏的跳动。

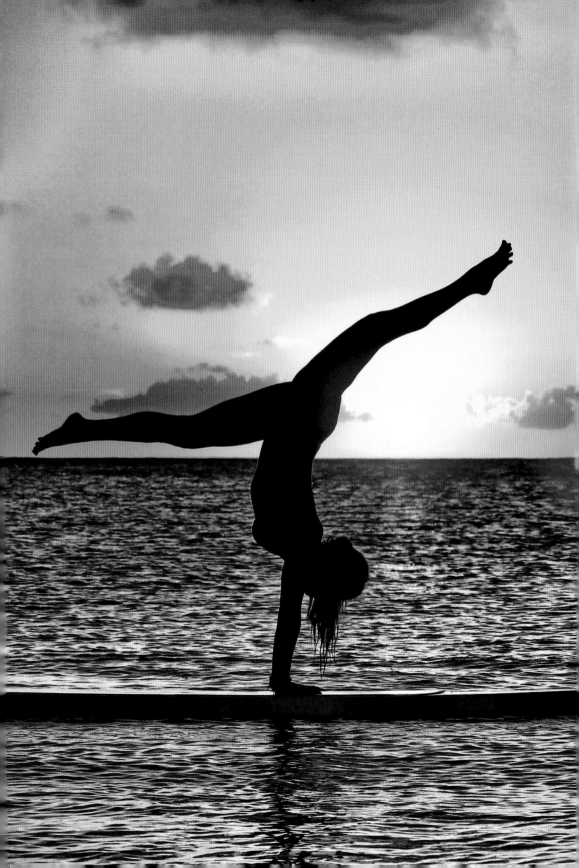

现在，就在此刻，对自己说，你很好。

你——很——好。一切都好。

大脑总是告诉我们一切可以再好一些。当我们忘了自己是受照顾者的时候，头脑便会闪过恐惧的想法。因为心智会专注于最糟的可能与状况，而这种思考模式是为了自保。如果我们不懂得控制脑子里的念头，那么我们该对抗的反倒是自己的大脑了。持之以恒地冥想与练习，直到你能真正拥抱这条最重要的真理：不论你在人生中的哪个位置，你都不会有问题。

我现在探讨的并不单是在你人生的高潮，一切心想事成的生命顺境，而是人生中总有些时刻让你充满疑惧，死亡、疾病、离婚、分居、疼痛——所有这类事情难以避免。在某些时刻，无论你愿意与否，你都会经历其中的大部分，要不就是全部。我不想告诉你你该假装没有发生任何坏事，因为那不是事实。人生总会有遇到困难的时候，我们唯一确定的就是一切都会改变，因为没有恒常不变的事物。当你身处艰困危机之中，以为自己已经走到谷底，不知道能不能鼓起勇气往上爬时，你还是不会有问题的。你很好。

这时候，可以看看你的周遭，这一分钟发生了什么事？你是否依旧能感受到自己的心跳？基本上什么事都没有发生，只有你的内心能上演不一样的戏码。我们的感受如船舵般随风转向，如果我们告诉自己这出戏是喜剧，我们就会感到快乐，自觉良好；但如果我们告诉自己这是一出悲剧，心情便会转坏，再也感受不到快乐。

也许你还坐在同样的办公椅上，唯一改变的就是你看待眼前事物的角度，以及你不愿放下的行为模式。我并不是说你的痛苦不重要。疼痛依旧存在，只是我们需要痛苦的教导，才能明白活着的意义。我们必须被风吹倒，才能体会空气的滋味。去感受，感觉一切，但绝不要放弃。你还是在这里，心脏依旧在跳动，你很好。

学会欣赏人生的曲折，你的双眼才会看到眼前道路的魔力和无限可能。看看四周还有你的位置。你实际的立足点，才是最重要的。昨天的位置已无重要性可言，明天的位置也不是重点。你现在的位置才是关键。如果你正好处于一段颠簸艰辛的路段，请拥抱当下。即便眼前漆黑，依旧会有光。如果生命少了偶现的黑暗，你怎能体会何谓明亮闪耀的光？少了波折，你就不会珍惜平坦的路途。不要批判你的生活好坏，爱你的所有，明白这个道理——你现在走得不顺？我也是呢！我们走在同样的路上，我们的目标也一样。

你并不孤单。

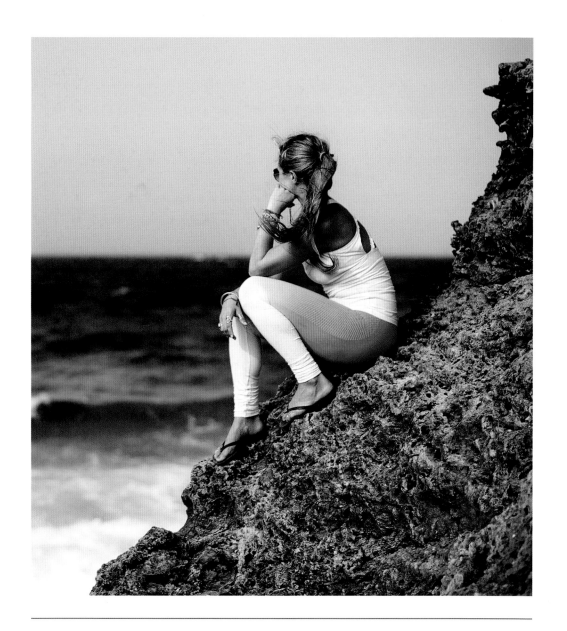

坐下来，闭上双眼。你可能正坐在办公椅上，或是家中你最喜欢的扶手椅上。请注意耳边传来的声音、身体的感受、闻到的气味。专注于呼吸的节奏，感觉你的双腿踏在地面上，感觉臀部下方的椅子、衣服接触皮肤的触感，还有心脏的跳动。现在，就在此刻，对自己默念——你很好。你——很——好。

爱的洞察

- 你付出多少的爱，是唯一重要的事。

- 做最好的自己，万事俱足。

- 你不是周遭环境的受害者，你有能力做出选择。

- 我们一定要付出，才会得到。

- 培养正念，停留在当下的生活，心怀感恩。感恩目前所拥有的一切，能为生活吸引更多正面的事物，最终你将会为更多的事物心生感激。这个是一个永无止境的良性循环。

- 无论你身处在人生中的哪个阶段，永远都是好的。

- 我们唯一能确认的事情就是一切都会改变。活在当下，享受目前拥有的，以及学习随着人生的高潮迭起顺势而为。

- 容许自己去感受。

- 爱你的所有。不去批判，不贴标签。去爱，光是爱就好。

如果你想要爱，就送出爱。
如果你需要宽恕，就去宽恕。

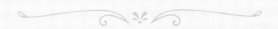

花草茶

新鲜薄荷，新鲜鼠尾草，新鲜柠檬叶。

使用等量的薄荷、鼠尾草及柠檬叶。撕碎叶片让香气散发，放进杯子，冲入热水，便完成了！

如果你想喝冰茶，可以静置一会儿，等待冷却。之后再加一点枫糖浆与冰块，就可以享受消暑圣饮了！

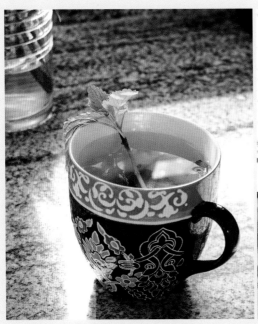

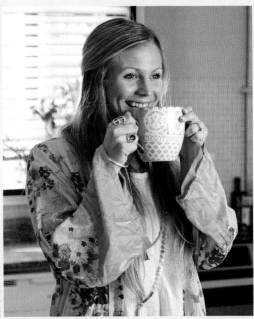

浓纯巧克力

杏仁奶半杯，枫糖浆一大匙，生巧克力粉两大匙，玛卡粉一小匙，肉桂半小匙，即溶咖啡一大匙（选择性添加）。

慢慢地加热杏仁奶，不要煮沸。倒进枫糖浆，再加入其他所有材料，混合均匀。趁热喝。

玛卡粉含有维生素B、维生素C、维生素E，有助于调整荷尔蒙，还能稳定情绪！每个月里总会有几天需要这样的提神饮料。

瑜伽陪你越变越好

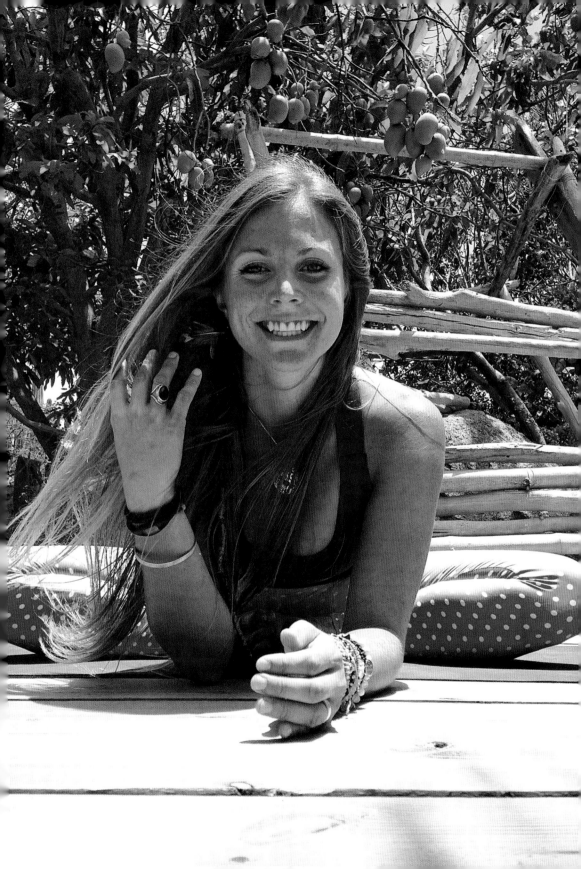

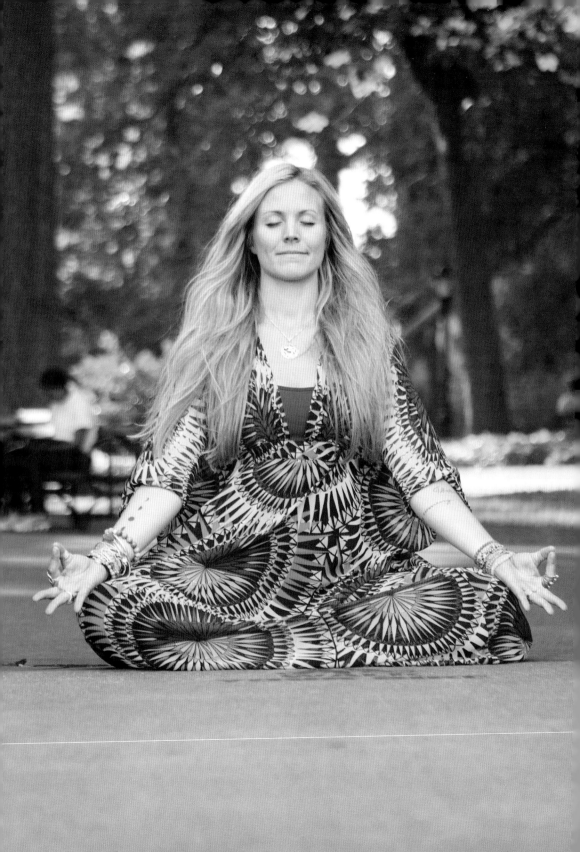

静坐冥想

在这章里，我想探讨自己在瑜伽练习中不可或缺的部分：冥想。

如果你已经开始练习瑜伽，也许听说了瑜伽的八大分支。体位法是其一，冥想（梵文称之为 Dhyana）是另一个分支。体位法也就是西方世界所说的瑜伽，练习者借由跟着身体移动来呼吸，流汗，并专注于不同姿势的转换与难度，便能进入当下的时刻。这是专为我们纷乱的头脑与身体而设计的运动。

其实，在数千年前瑜伽刚开始发展时，体位法的练习就是为了帮助身体进入冥想。只是练习瑜伽体位法的姿势不是目标，柔软度的训练也不是目的，手倒立更不是终点。练习瑜伽的目的是达到平静与平衡，以找到内在真正的平和。你试过一动不动地坐上一小时吗？这比你想象中要辛苦哟！如果你的身体僵硬，骨盆跟下背很快就会感到不舒服。但瑜伽练习能让你的身体保持柔软，增加空间，让你能安静地坐着，不会感到不适或分心。

不过，冥想跟瑜伽体位法一样，都需要练习。你还记得自己第一个下犬式多难做成吗？你的第一次瑜伽串联呢？安静坐着也是同样的道理，刚开始不容易，但练习次数越多，就变得越简单。冥想练习不只是改变身体，更能转化你的生活。冥想会帮助你与周遭的环境之间创造空间，提升专注力、平静、智慧。

开始练习冥想静坐，也许会比站上瑜伽垫还要令人却步。比方说，练习进阶手平衡时，你会发现，停留在当下并不困难，因为分心的话，可能会当场摔下来！冥想则是定静地坐着，闭上双眼，花几分钟与自己同在，没有别人。这与我们现在生活的方式完全不同，可能会让人有些退却。因为生活中总是充斥着语言、噪声与做不完的事，而我们极少有机会进入绝对的静默。

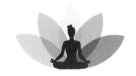

不过，冥想练习一点也不可怕，非常简单，只要花五分钟。开始前，你绝不会知道冥想练习会如何引领你。但关键在于持续练习。起先是一天五分钟，可以在起床前或睡前练习。一个月后，增加为十分钟，接着再拉长到十五分钟。目标是一天二十分钟的冥想。这会让你的生活发生显著的变化！

首先，找个安静而且不会受到干扰的地方，静坐下来。在坐骨下方垫一个小靠垫，或是折好的毛毯；让鼠蹊稍微高于膝盖，这样的坐姿比较舒服。设定五分钟的闹铃，因为固定的时间能帮助你安定心神。将双手放在膝盖上，掌心朝下。脊椎向上伸展，肩膀往下朝向后背放松。闭上双眼。

专注于自然的呼吸节奏，留意下腹部温和的外扩与内收。感觉空气流进鼻腔，以及身体在每次呼吸里的微妙变化。开始将觉知带到呼吸之间的微小空间，吸气与吐气间的短暂空隙，完完全全地与你的呼吸同在。如果有念头升起，不需要批判或抗拒，也不用试图追逐这些念头。观察念头的生起与离开。可以的话，利用有意识的觉知，在每个念头之间多创造一点空间。留在此刻，保持呼吸，就在当下。

五分钟后，把双手带到心前合十，将心里的感谢送给生命中值得感恩的人事物。对自己重复这段最神圣的唱词："谢谢你，谢谢你，谢谢你。"接着，嘴角带着微笑，慢慢睁开眼睛。

每天都抽出一段时间做这个练习！慢慢拉长静坐的时间，直到你每天都能自在地坐上二十分钟。

给自己这样的时光，感受和平，感受宁静，感受爱。相信自己走在正确的路上，而生活自然会引领你到该去的地方。练习瑜伽，持续静坐，吃得健康，善待自己。你的身体、心智以及灵魂，都会感谢你。

瑜伽陪你越变越好

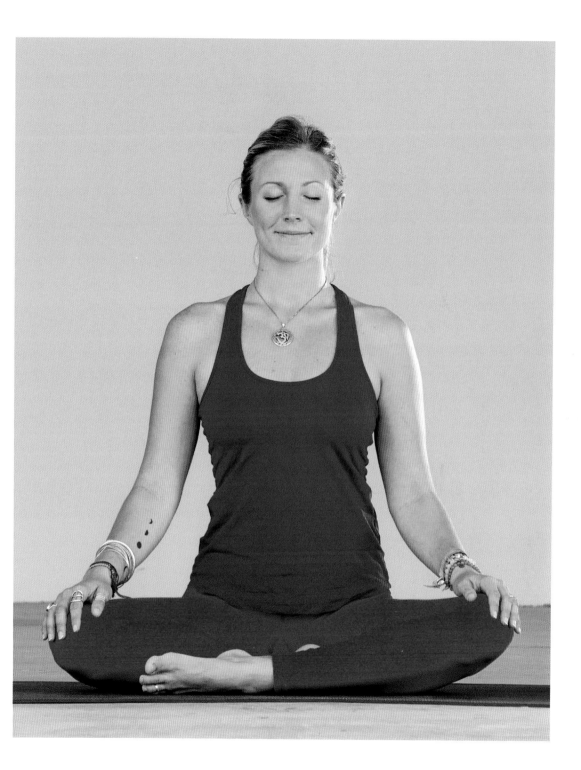

171

致谢

撰写本书的一年间，我经历了人生中的高潮迭起，若不是有以下这些人的协助，这些集结了美丽思想与启发的文字就不可能送到读者手中。我要感谢的人包括：

感谢 Perfect Day Media 的马林·埃克隆（Malin Eklund）、汉娜·维德尔（Hannah Widell）以及阿曼达·舒尔曼（Amanda Schulman）这三位一开始对我的信任，说服我将这本如梦般的书化为真实。感谢我的经纪人菲利普·肖恩（Philip Sane），将本书介绍给最适合的出版者。感谢 Bonnier Fakta 的亚历珊德拉·林登（Alexandra Lidén）、阿莎·卡尔斯贝里（Åsa Karsberg），及凯（Kai Ristilä），谢谢他们的耐心与辛苦。一边旅行一边写书并不容易，我在世界各地跟他们进行过无数次会议，通了许多邮件与电话，才催生这本美丽的书。谢谢我的好友乔伊斯·许斯肯（Joyce Husken）协助我处理烹饪事宜及食谱。非常感激我的朋友及老师亚历克西斯·马丁（Alexis Martin），帮助我让这本书的瑜伽教学臻于完美，也谢谢本·凯恩（Ben Kane）拍摄的美丽照片。

我要感谢我的父母，他们给我勇气，让我勇往直前，始终信任我的梦想，不管我的梦想多么疯狂都愿意支持我。谢谢我的老师与学生每天为我做的一切，以及追踪我网站的各位，帮助我持续地从中得到更多的启发，让我总是可以尽自己的最大能力面对生活中的新挑战。

最后，我要谢谢丹尼斯。不论是在我欠缺灵感时催促我写作，为我创造空间让我安静工作，还是打理生活中的一切大小事务，皆让我能心无旁骛，不受任何打扰地专心写

瑜伽陪你越变越好

作。这本书大部分是在我们阿鲁巴的家中厨房完成的，还有在世界各地的机场、带领瑜伽僻静营的空档，在巴西，在美国，甚至在我们在希腊度蜜月的时候完成的。要不是丹尼斯的沉着与耐心，一切绝对不可能发生。

还有，谢谢Pepper，我在家中计算机前工作时，总有你帮我暖脚，提醒我停下笔来，去散散步，以及尽量好好地抱抱你。

谢谢大家，我会想念你们的。

瑜伽体位法的姿势索引（依笔画顺序）

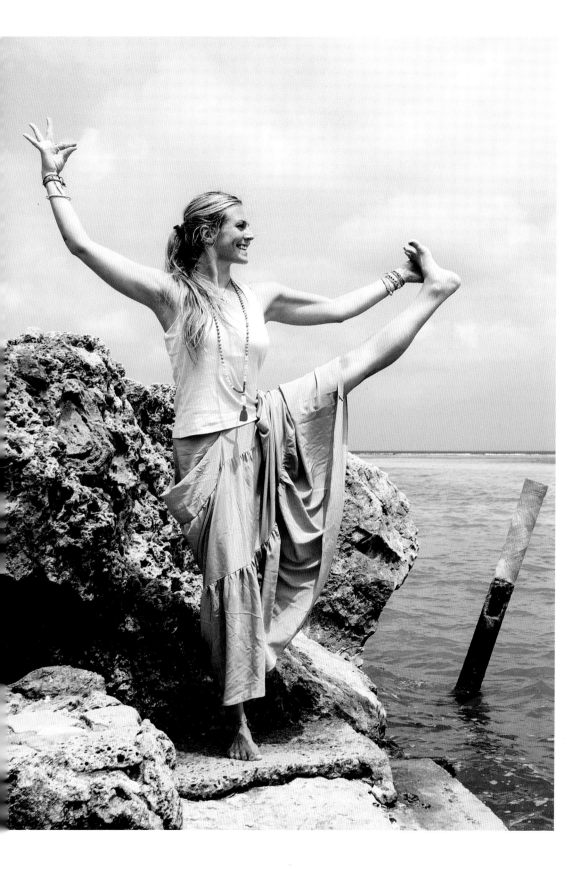

照片提供

丹尼斯·舍内维尔德（Dennis Schoneveld）

阿里·考斯卡（Ali Kaukas）

安德烈·加维里亚·辛卡皮（Andrea Gaviria Hincapie）

杰西卡·泰勒（Jessica Taylor）

劳拉·路易斯（Laura Ruiz Madrigal）

马特·弗里科夫斯基（Matt Fricovsky）

本·肯尼（Ben Kane）

阿莱·华纳（Alea Warner）

瑜伽陪你越变越好

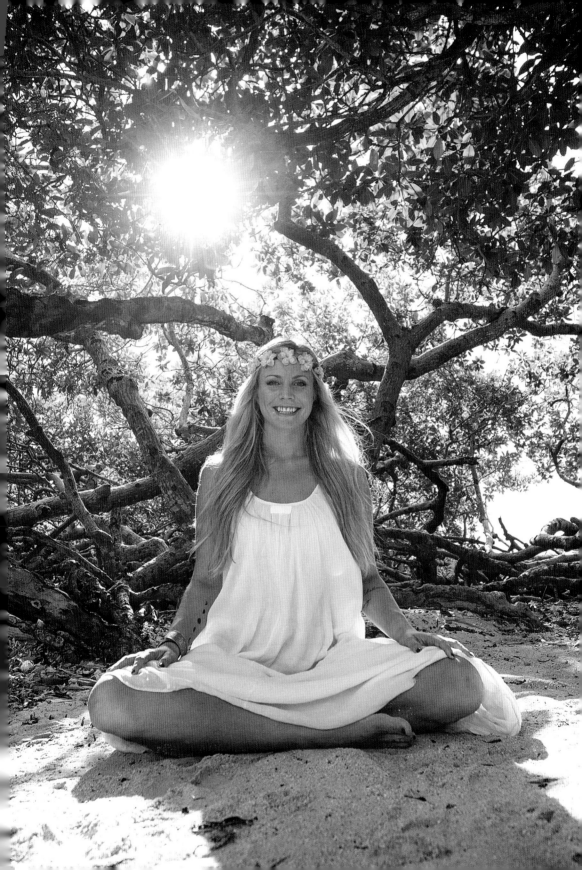

图书在版编目（CIP）数据

瑜伽陪你越变越好 / （瑞典）瑞秋·布拉森著；张怡沁译. — 北京：北京联合出版公司，2018.8
ISBN 978-7-5596-2267-9

Ⅰ．①瑜… Ⅱ．①瑞… ②张… Ⅲ．①瑜伽－基本知识 Ⅳ．①R793.51

中国版本图书馆CIP数据核字（2018）第123865号

北京市版权局著作权合同登记号：01-2018-4045号

瑜伽陪你越变越好

作　　者：（瑞典）瑞秋·布拉森·
译　　者：张怡沁
责任编辑：楼淑敏
特约编辑：丛龙艳
产品经理：周乔蒙
版权支持：张　婧

- -

北京联合出版公司出版
（北京市西城区德外大街83号楼9层　100088）
北京联合天畅发行公司发行
北京旭丰源印刷技术有限公司印刷　新华书店经销
字数 157千字　710mm×1000mm　1/16　印张 12
2018年8月第1版　2018年8月第1次印刷
ISBN 978-7-5596-2267-9
定价：68.00元

- -